MÁS DE 100

SOLUCIONES AL ESTRÉS

Dr. S. Oscar Vega Gómez

(Psicoterapeuta especialista en el alivio del estrés)

Número de Registración: TXu 1-701-907.

ISBN: 978-0615498041

Ningún lector debe tomar acción alguna sin antes consultar a su médico.

Impreso en Estados Unidos de América con fines educativos.

Fotografía y Diseño de Portada: Delio Regueral.

Para solicitar un libro autografiado por el autor o hacer algún comentario escriba a la siguiente dirección:

20 Miracle Mile, Ste. 7192 Coral Gables, Florida 33134. U.S.

E-mail: adiosestres@yahoo.com

El hombre moderno debe dominar su estrés y aprender a adaptarse, pues de lo contrario se verá condenado al fracaso profesional, a la enfermedad y a la muerte prematura.

Hans Selye

Como siempre suelo hacer, dedico las siguientes páginas a mis padres (Flor y Oscar) porque a ellos les debo todo y esta vez a los lectores, para que puedan sumarle más años a sus vidas y mucha más vida a sus años conociendo qué es el estrés e implementando las soluciones que les brindo para contrarrestarlo.

Le estoy muy agradecido a mí querida compañera en la vida Dunia Mercedes del Cañal Gallart (Mercy) por los aportes teóricos que siempre me hace en el campo de la medicina y por su paciencia respecto a la cantidad de horas que no le dedico a ella sino a la actividad profesional (cuando termino de consultar a mis pacientes imparto conferencias o escribo).

ÍNDICE

PRÓLOGO

En todas las latitudes del planeta uno de los temas más abordados diariamente es sin duda alguna el del famoso estrés. Porque las circunstancias lo ameritan, todo el mundo habla de él aun cuando su sola mención ya nos crea cierta tensión nerviosa. No obstante si hacemos un acercamiento rigurosamente científico a lo que se escribe y se publica sobre el particular comprobamos que la mayoría de esa literatura se limita al análisis puramente teórico, sin aportar suficientes ni detalladas soluciones prácticas al magno problema.

LA FALTA DE INFORMACIÓN PARA RESOLVER EL GRAVE PROBLEMA QUE SIGNIFICA PARA LA SALUD EL ESTAR ESTRESADO, RESULTA PARADÓJICO EN:

- Un mundo en el que la naturaleza se ha empeñado en "regalarnos" cada vez más y más: ciclones, erupciones volcánicas, inundaciones, tornados y todo tipo de desastres.

- Un mundo que cada año aumenta de forma alarmante su resonancia respecto a su campo electromagnético.

- Un mundo atemorizado por las profecías apocalípticas de la Biblia, Fátima, Nostradamus, etc.

- Un mundo en el que predomina la beligerancia entre los pueblos; donde vivimos bajo la permanente amenaza de destrucción nuclear; con pésimos gobiernos y peores gobernantes.

- Un mundo expuesto a la violencia desde los tempranos juegos infantiles.

- Un mundo donde el tráfico y consumo de drogas, con sus mortíferas implicaciones, está prácticamente fuera de control.

- Un mundo donde por lo general se quiere vivir por encima de las posibilidades y por ello siempre estamos endeudados.

- Un mundo ruidoso, con el medio ambiente contaminado y contaminadas nuestras mentes por la exposición a la propaganda, el amarillismo, el sexo y la pornografía en todos los medios masivos de comunicación.

- Un mundo con propensión al pluriempleo y temor al desempleo para saciar un consumismo innecesario.

- Un mundo donde la energía eléctrica nos está robando la energía personal y nos priva del reparador sueño nocturno.

- Un mundo esclavo del desarrollo tecnológico.

- Un mundo de crecimiento galopante del alcoholismo, el tabaquismo y demás adicciones.

- Un mundo que consume cada vez más agua y comida de mala calidad.

- Un mundo con una enorme crisis económica, pero también con gran crisis en los valores, en la religión y en la moral con pérdida de las buenas costumbres y exacerbación del individualismo.

- Un mundo confundido por la exagerada cantidad de información que nos llega por las vías más disímiles a una enorme velocidad sin que nos dé tiempo a evaluar cuál es importante y cuál no.

- Un mundo que discurre muy rápido, con demasiada competencia y agresividad, con demasiada adrenalina, "dándole duro" hasta que el cuerpo aguante.

- Un mundo cuyo incontenible desarrollo sociocultural está muy, muy por encima de nuestras capacidades neurobiológicas de adaptación.

- Un mundo sedentario con mucha actividad intelectual; donde se olvida que el cuerpo humano fue diseñado para desplegar cotidianamente una intensa actividad física.

- Un mundo donde los países altamente desarrollados tienen que dedicar un monto considerable del Producto Interno Bruto a contrarrestar los estragos que causa en la población el estrés.

- Un mundo en donde, según estima la organización mundial de la salud, para el año 2020 la depresión relacionada con el estrés llegará a ser la segunda causa invalidante del género humano.

Esta vida loca que nada ni nadie parece poder detener, es la causa fundamental no sólo del estrés que afecta a todos los sectores sociales sino de la mayoría de las enfermedades que se padecen hoy a nivel global. Ante esta penosa y alarmante situación, donde absolutamente todo cambia de forma tan apresurada, pretendemos aquí ofrecerle al lector una asesoría profesional para que pueda enfrentar las secuelas de esta convulsa experiencia que nos ha tocado vivir.

Instruirnos de forma sabia en el conocimiento de todos los intríngulis del estrés, en modo alguno será una pérdida de tiempo, una simple opción o un lujo; ello deviene en una moderna necesidad. Es procedente también conocernos bien a nosotros mismos para saber determinar nuestro margen de resistencia ante el estrés. Debemos determinar: cuándo, dónde y sobre todo qué es lo que nos lo provoca. Se hace necesario trazar un plan de acción para combatirlo y manejarlo consecuentemente a nuestro favor si queremos permanecer saludables física, espiritual y mentalmente.

La solución al estrés no la encontramos ni en los analgésicos, ni en los antidepresivos, ni en los beta-bloqueadores ni en los tranquilizantes, entre otras cosas, porque éstos sólo funcionan a corto plazo, tienen efectos secundarios y crean adicciones de carácter farmacológico. Como una alternativa a la medicina psicotrópica aquí ofrecemos 155 diferentes soluciones que no adolecen de tales limitaciones; las mismas no sólo son factibles de aplicar sino que en su gran mayoría son totalmente accesibles. Pretendemos educar al lector en cuanto a las tácticas y las estrategias que se deben y pueden asumir para preservarla salud en situaciones de exposición al estrés.

Si es usted una de esas rarísimas personas que no padece del mal del momento, también le sugerimos la presente información porque le permitirá tomar las medidas pertinentes para no tener que llegar a padecerlo ya que como bien dice la sabiduría popular: "Es mejor prevenir que tener que curar". Y, si ya está usted pasando por el infierno del estrés pues no se detenga, siga adelante hasta salir de él, ello será posible si tiene la disposición de estudiar y aplicarlas recomendaciones que aquí ofrecemos. Si lo hace le garantizo que ya no existirá impedimento alguno para eliminar el molesto síndrome de obligada moda que es el estrés; ya usted no tendrá más temor ni pretextos para seguir estresado porque conocerá las técnicas para combatirlo. Ello será factible leyendo y estudiando este libro en la comodidad de su hogar y sin tener que pagar altos honorarios.

Las siguientes valoraciones ayudarán al lector no sólo a esclarecer el complejo fenómeno del estrés sino que además le aportarán muchos recursos para dejar de padecerlo. Una detenida lectura y aplicación práctica de las recomendaciones que se hacen permitirá mejorar considerablemente su calidad de vida así como obtener la tan deseada felicidad.

S.O.V.G.

HISTORIA

DEL

CONCEPTO ESTRÉS

El vocablo estrés, que tanto mencionamos hoy, tiene su origen en la palabra griega "stringere" la cual quiere decir estrechar. Se tienen noticias de que el término estrés fue utilizado en la literatura medieval inglesa indistintamente como:

- Straisse
- Stress
- Stresse
- Strest.

Tradicionalmente, el vocablo de referencia lo emplearon fundamentalmente ciencias tales como la Física y la Química para referirse a:

- Estiramiento excesivo
- Fuerza
- Resistencia
- Tensión.

En 1867 el fisiólogo francés Claude Bernard (1813-1878) fue un verdadero pionero respecto al estudio del estrés (tal como lo entendemos hoy) al establecer, entre otras cosas, que el mismo se produce cuando se altera el equilibrio del organismo; él analizó las influencias perturbadoras que tienen en el cuerpo humano las cambiantes condiciones externas y cómo por naturaleza todos tratamos de mantener, pese a dichos cambios, un equilibrio; observó además, que este equilibrio sólo se logra en la medida que somos capaces de adaptarnos.

Según Bernard, lo que distingue y caracteriza a todo ser vivo es la facultad de adaptación al cambio.

En 1922 el fisiólogo norteamericano Walter Bradford Cannon (1871-1945) conocido en las ciencias médicas como "el abuelo del estrés" introduce el concepto de homeostasia, término de origen griego que es una combinación semántica de "homoios" que significa similar y "statis" que significa posición. Según Cannon, mediante la homeostasia el organismo controla su fisiología a través de diversos mecanismos los cuales logran mantener un verdadero equilibrio entre lo interno y lo externo.

En 1939 Cannon utilizó la palabra estrés y habló de sus "niveles críticos" refiriéndose a los factores que provocan la alteración homeostática. Cuando el organismo es agredido, nos dice Cannon, se estimula nuestro sistema nervioso de modo tal que las glándulas suprarrenales secreten Adrenalina y ello hace que el sistema cardiovascular se modifique a partir de reflejos incondicionados que nos ponen a la defensiva creando lo que dio en llamar "la respuesta de pelea o huida". En su artículo titulado "El Rol de la Emoción en la Enfermedad" Cannon señaló que cuando una persona se encuentra sufriendo un ataque extremo de miedo la respuesta a esta percepción bien puede causarle cambios fisiológicos muy significativos a su cuerpo. El miedo intenso produce una señal de que el cuerpo necesita defenderse o escapar.

En 1936, sobre la base de las teorías de Cannon y de las precedentes se erigieron las conclusiones del médico de origen austríaco Hans Hugo Bruno Selye (1907-1982) las cuales fueron recogidas en un artículo que le publicó la revista British Journal titulado: "Síndrome de Adaptación General o Síndrome de Estar Enfermo". A partir de experimentar con animales de laboratorio, con los pacientes de su padre y con los suyos, él pudo apreciar los cambios endocrinos, inmunológicos y del sistema nervioso de los mismos una vez que éstos eran sometidos a situaciones de tensión y se percató de que sufrían problemas fisiológicos que no tenían su origen en la enfermedad que padecían.

En 1950 sale a la luz la obra donde por primera vez Selye utiliza la palabra "estrés". Dicha obra la tituló: "El Estrés: Un Estudio Sobre la Ansiedad". El autor hace un análisis del estrés como resumen sintomatológico de diferentes afecciones tanto psíquicas como fisiológicas; deslindó las implicaciones físicas causadas por el estrés del resto de los síntomas que experimentaban los pacientes en cuestión. Selye consideraba que cualquier estímulo podía convertirse en un factor estresante siempre que provocase en el organismo la respuesta inespecífica de reajuste o re-equilibrio homeostático. Notó que en el caso particular de los seres humanos el estrés se produce también por razones sociales. Selye define el estrés como: "Síndrome General de Adaptación" (SGA) y como "Una respuesta corporal no específica ante cualquier demanda que se le haga al organismo cuando la demanda externa excede los recursos disponibles". Según Selye esta respuesta es parte normal de la preparación del organismo para el enfrentamiento o para la huida; aportando de este modo la primera definición conceptual del "estrés" desde el punto de vista estrictamente médico y científico. Selye llegó a ser catedrático y director del Instituto de Medicina y Cirugía Experimental de la Universidad canadiense de Mc Gill (en Montreal).

En la segunda mitad del siglo XX la Real Academia de la Lengua Española aceptó la palabra estrés y la definió como: "Tensión provocada por situaciones agobiantes que originan reacciones psicosomáticas o trastornos psicológicos a veces graves".

En 1956 Selye publica su obra titulada: "La Tensión en la Vida".

En 1966 el famoso psicólogo norteamericano Richard Lazarus (1922-2002) define al estrés como: "El resultado de la relación entre el individuo y el entorno, evaluado por aquél como amenazante, que desborda sus recursos y pone en peligro su bienestar".

En 1982 se define el estrés como: "Las predisposiciones de determinados sujetos en cuanto a sus actitudes y el modo de afrontar situaciones condicionados por la escala de valores en uso en una sociedad determinada".

En 1991 Lazarus determinó que existe una estrecha relación entre el estrés y la personalidad. De tal suerte, en dependencia de los criterios de cada quien sobre su autovaloración, autoconfianza, autodominio y percepción de la realidad circundante así será el grado de permeabilidad ante el estrés. Lazarus llegó a la conclusión de que la forma particular de analizar los problemas por parte de cada individuo tiene suma importancia a la hora de enfrentarlos (mientras que unos sólo se lamentan y se culpan, otros piensan y encuentran soluciones).

En 1994 la Organización Mundial de la Salud (O.M.S.) define al estrés como: "El conjunto de reacciones fisiológicas que prepara al organismo para la acción".

En 1998 se crea la Estresología como la rama de la Psicología que se dedica a estudiar el fenómeno del estrés desde los más diversos puntos de vistas. En este mismo año aparece el concepto de "carga alostática" (el cual abordaremos más adelante).

En una ocasión Hans Selye le comentó a unos periodistas que lo entrevistaron: "Todo el mundo sabe lo que es el estrés, pero nadie sabe realmente qué es". Y en efecto, hasta la fecha, los científicos sociales no se han puesto de acuerdo respecto a un concepto único del estrés. Ello obedece quizás, al carácter subjetivo del mismo.

EL ESTRÉS HA SIDO CONSIDERADO COMO:

1.- Estímulo

2.- Conjunto de características

3.- Deficiencia de ajuste

4.- Interacción

5.- Percepción

6.- Respuesta.

1.- ESTÍMULO

En tanto es lo que origina la reacción del organismo. Esta lectura pone énfasis en el estrés como agente.

2.- CONJUNTO DE CARACTERÍSTICAS

Tiene en cuenta los aspectos cuantitativos y cualitativos de una determinada situación estimuladora.

3.- DEFICIENCIA DE AJUSTE

Se valora la interacción entre las deficiencias de ajuste de los recursos del individuo y las exigencias que se le imponen. Se determina si el resultado final es o no favorable. Las causas de los resultados desfavorables pueden ser:

- Porque las demandas estuvieron exageradamente por debajo de los recursos del sujeto.
- Porque las demandas estuvieron exageradamente por encima de los recursos del sujeto.
- Porque las motivaciones del sujeto no pudieron ser cumplidas.

4.- INTERACCIÓN

Funge como eslabón mediador entre las capacidades del organismo y las especificidades del estímulo; se valora al estrés como factor subjetivo determinante en la respuesta final. Éste es el enfoque que predomina en la actualidad.

5.- PERCEPCIÓN

Se valora como la reacción que tiene un individuo ante las demandas situacionales. Se entra a considerar el nivel de reajuste que experimenta cada persona ante lo que acontece así como su grado de reiteración.

6.- RESPUESTA

Porque produce transformaciones en nuestra conducta, en nuestra fisiología y en nuestras emociones; se refiere al estrés como esfuerzo adaptativo.

La moderna teoría interaccionista del estrés lo define como: "El resultado de la interacción entre las características de la persona en concreto y las demandas del medio".

Sin dudas, el concepto estrés fue un transcendental aporte que se le hizo a las ciencias médicas en el siglo XX.

DEFINIENDO AL ESTRÉS

Ofreceremos a continuación las definiciones de estrés a las que tuvimos acceso en nuestra investigación a los efectos de que el lector seleccione la de su preferencia y/o analice las diferentes aristas del por qué resulta muy difícil el poder hacer una conceptualización definitiva.

- Actitud mental basada en la percepción personal.
- Activación de un sistema de respuesta que, si bien es sumamente efectivo a la hora de resolver situaciones en el plano biofísico, no lo es de igual modo respecto a las situaciones psicosociales.
- Activación en el organismo de toda una serie de sistemas para afrontar una situación demandante mediante acciones musculares intensas y potentes.
- Activación psicofisiológica del organismo ante demandas o exigencias ambientales amenazantes y desbordantes.
- Agotamiento físico general producido por un estado nervioso.
- Aislamiento subjetivo de todo y de todos.
- Alteración física o psíquica de un individuo por exigir a su cuerpo un rendimiento superior al normal.
- Amenaza número uno para la salud y el bienestar.
- Antónimo de relajación.
- Asesino silencioso.
- Aumento de la actividad fisiológica.

- Cantidad de energía que se necesita para ajustarse a las exigencias internas y externas de la vida en un determinado período de tiempo.
- Cierta conducta emocional.
- Cognición de amenaza que activa al organismo por encima de sus recursos adaptativos.
- Combustible de las enfermedades.
- Conjunto coordinado de reacciones fisiológicas ante cualquier forma de estímulo nocivo.
- Conjunto de reacciones del organismo frente a influencias del entorno, nuevas exigencias o esfuerzos que se requieran.
- Consecuencia de la interacción de los estímulos ambientales y la respuesta idiosincrásica del individuo.
- Cualquier cambio de nuestra vida.
- Cualquier cambio que experimentamos, ya sea bueno o malo.
- Demanda fuerte para el individuo, que puede agotar sus recursos de afrontamiento.
- Demandas que sobrepasan las fuerzas físicas y psíquicas, de tal manera que se dificulta dar una respuesta efectiva.
- Desarmonía entre nuestro mundo interno y nuestro mundo externo, que permanece a lo largo del tiempo.

- Desequilibrio entre las exigencias de la vida y los recursos que disponemos.

- Desequilibrio o alteración corporal producida a partir de la respuesta general o inespecífica de alarma o de emergencia de una persona ante las situaciones problemáticas o exigencias a las que se somete en la vida.

- Desequilibrio percibido entre las demandas y la capacidad de la persona para llevarlas a cabo.

- Desequilibrio sustancial.

- Droga inyectada en la sangre, que lejos de saciar pide más actividad, mayor rapidez y huida.

- Enfermedad contemporánea.

- Epidemia del siglo XXI.

- Equilibrio entre lo que se tiene que hacer y los recursos que se disponen para hacerlo.

- Estado antihomeostático que fuerza parámetros biológicos a un alto costo energético.

- Estado de alerta del organismo.

- Estado de desarmonía causada por el desorden psicológico y orgánico crónico, derivado a su vez de una actividad excesiva del sistema nervioso.

- Estado psicofísico producido por cualquier cosa que estimule e incremente nuestro estado de alerta.

- Estado psicopatológico de los seres vivos.

- Estimulo físico o psicológico que, al chocar con un individuo, produce tensión o desequilibrio.

- Estímulo o fuerza que actúa sobre el individuo que origina una respuesta de tensión.

- Estímulo que nos agrede emocional o físicamente. Si el peligro es real o percibido como tal, el resultado es el mismo. Que usualmente provoca tensión, ansiedad, y distintas reacciones fisiológicas.

- Expresión psicobiológica que da el organismo a ciertos estímulos, para los que no tiene una respuesta adecuada.

- Fatiga corporal o psicológica fuera de lo habitual y bajo presión que se le haga al organismo, provocándole un estado ansioso.

- Fenómeno que se presenta cuando las demandas de la vida se perciben demasiado difíciles. La persona se siente ansiosa y tensa y se percibe mayor rapidez en los latidos del corazón.

- Forma como reaccionamos mental, física, emocional y espiritualmente a todos los retos de nuestra existencia cotidiana.

- Forma natural en que nos preparamos para enfrentarnos a las exigencias de la vida.

- Fuerza o estímulo que actúa sobre el individuo y que da lugar a una respuesta de tensión.

- Importante aumento de la activación fisiológica y psicológica que, a su vez, prepara para una intensa actividad motora.

- Ingrediente inevitable de la vida e incluso un estimulante en ocasiones por las condiciones que impone vivir en un sistema socioeconómico complejo y tecnificado donde la primacía del rendimiento y del beneficio es la constante.

- Instinto del cuerpo de protegerse / defenderse a sí mismo.

- La sal de la vida: en pequeñas cantidades sirve para condimentar la existencia. Un exceso no lo podríamos soportar y perderíamos la paz mental. Una carencia total nos llevaría a un estado de inanición y a la muerte.

- Lo que ocurre cuando un individuo tiene que hacerle frente a situaciones que conllevan demandas conductuales que le resultan difíciles de poner en práctica o satisfacer.

- Lo que uno nota cuando reacciona a la presión, sea del mundo exterior sea del interior de uno mismo.

- Mal del momento.

- Malestar invisible.

- Mecanismo adaptativo.

- Mecanismo de defensa.

- Mecanismo inteligente para la sobrevivencia humana.

- Metáfora de la irritación de nuestro tiempo.

- Motor de arranque de los mecanismos de supervivencia.

- Nueva enfermedad de la civilización moderna, se manifiesta de diversas maneras y con diferente intensidad.

- Proceso amplio de adaptación al medio.

- Proceso dinámico de interacción entre el sujeto y el medio.

- Proceso que se inicia ante un conjunto de demandas ambientales que recibe el individuo, a las cuáles debe dar una respuesta adecuada, poniendo en marcha sus recursos de afrontamiento.

- Rasgo de la personalidad.

- Reacción adaptativa y positiva que pone a disposición de la persona una gran cantidad de recursos.

- Reacción biológica a las presiones de la vida.

- Reacción del organismo cuando las demandas superan los recursos.

- Reacción física y emocional compleja.

- Reacción fisiológica del organismo en el que entran en juego diversos mecanismos de defensa para afrontar una situación que se percibe como amenazante o de demanda incrementada.

- Reacción natural del organismo (aumento de activación fisiológica, agilización de los procesos mentales) delante de situaciones de amenaza, riesgo, novedad, etc. que facilitan la conducta adecuada.

- Reacción no controlada que se expresa como resistencia, tensión, angustia o frustración, que rompe nuestro equilibrio fisiológico y psicológico y nos saca de sintonía. Si nuestro equilibrio queda roto durante mucho tiempo, el estrés es incapacitante. Nos vamos apagando emocionalmente a causa de sobrecarga, y eventualmente enfermamos.

- Reacción normal del cuerpo frente a una situación amenazante.

- Reacción normal de la vida de las personas de cualquier edad. Está producido por el instinto del organismo de protegerse de las presiones físicas o emocionales o, en situaciones extremas, de peligro.

- Reacción que se produce ante determinados estímulos, que pueden o no ser aversivos y que por lo general actúa de una forma adaptativa.

- Recurso que nos mantiene alerta ante los cambios del ambiente que pueden suponer un peligro para el individuo o el colectivo, anticipando las necesidades y los recursos necesarios para afrontarlos.

- Respuesta adaptativa del organismo a un exceso de estímulos externos e internos, donde se ponen en marcha una serie de mecanismos de emergencia necesarios para la supervivencia. Pero que bajo ciertas y determinadas circunstancias, sus consecuencias se tornan negativas.

- Respuesta automática del organismo a cualquier cambio ambiental, externo o interno, mediante la cual se prepara para hacer frente a las posibles demandas que se generan como consecuencia de la nueva situación. Por tanto, ello no es algo "malo" en sí mismo, al contrario; facilita el disponer de recursos para enfrentarse a situaciones que se suponen excepcionales.

- Respuesta automática del organismo ante situaciones que exigen mayor esfuerzo de lo ordinario, o en las que puede suceder algo peligroso, nocivo o desagradable.

- Respuesta biológica del organismo idéntica y estereotipada ante cualquier demanda (sea física, psicológica, buena o mala, externa o interna).

- Respuesta del cuerpo a condiciones externas que perturban el equilibrio emocional de la persona. El resultado fisiológico de este proceso es un deseo de huir de la situación que lo provoca o confrontarla violentamente. En esta reacción participan casi todos las funciones y los órganos del cuerpo, incluidos el cerebro, el corazón, el flujo de la sangre, el nivel hormonal, la digestión, la función muscular y los nervios.

- Respuesta del cuerpo frente a condiciones externas que son percibidas como peligrosas, preocupantes o irritantes.

- Respuesta del cuerpo y la mente ante toda presión que rompa su equilibrio normal. Ocurre cuando nuestra percepción de los hechos no coincide con nuestras expectativas y no podemos manejar nuestra reacción ante la desilusión.

- Respuesta del sistema nervioso a un acontecimiento percibido como amenaza.

- Respuesta fisiológica o psicológica que manifiesta un individuo ante un estresor ambiental.

- Respuesta fisiológica, psicológica y de comportamiento de un sujeto que busca adaptarse y reajustarse a presiones tanto internas como externas.

- Respuesta fisiológica que manifiesta un individuo ante cualquier estímulo ambiental.

- Respuesta importante.

- Respuesta inmediata a situaciones de peligro físico y respuesta psicológica a cualquier situación que nos sobrepasa.

- Respuesta natural y necesaria para la supervivencia.

- Respuesta no específica del organismo a toda demanda que se le haga.

- Respuesta normal del organismo ante las situaciones de peligro.

- Resultado de la adaptación de nuestro cuerpo y de nuestro espíritu al cambio que exige un esfuerzo físico, psicológico y emocional.

- Resultado de la interacción entre las características de la persona en concreto y las demandas del medio. (Esta definición la refiere la moderna teoría interaccionista del estrés).

- Resultado de la relación entre el individuo y el entorno, evaluado por aquél como amenazante que desborda sus recursos y pone en peligro su bienestar.

- Resultado de lo que uno piensa, pretende o quiere hacer.

- Resultado de un desequilibrio entre los factores ambientales (demandas excesivas) y factores personales (experiencias previas en situaciones estresantes, características generales de la persona y habilidades para afrontar la situación).

- Resultado no específico de cualquier demanda que acarrea un efecto mental o somático.

- Rigidez o endurecimiento de los músculos y del tejido conjuntivo que excede el tono necesario para su funcionamiento normal.

- Sensación de aislamiento: aislamiento de sí mismo, de los amigos, de la familia, de la comunidad, del mundo y del ser superior.

- Sentimiento de que las cosas están fuera de control o que ya no se puede manejar o tolerar lo que está ocurriendo.

- Sistema de adaptación que poseen las personas y la mayoría de los animales, integrado por un sinnúmero de mecanismos biológicos y fisiológicos que preparan al organismo para la adaptación, la defensa y aún el ataque para lograr la supervivencia en un medio inicialmente hostil y en la lucha con factores climáticos, ambientales, animales superiores de los cuales defenderse o más pequeños de los cuales alimentarse; y que es utilizado por humanos y otros seres vivos para adaptarse a la naturaleza.

- Sistema vital de alarma que avisa con anticipación de situaciones amenazantes para nuestra felicidad, salud, seguridad, estima personal y equilibrio mental.

- Situación de un individuo vivo, o de alguno de sus órganos o aparatos, que, por exigir de ellos un rendimiento muy superior al normal, lo pone en riesgo próximo de enfermar.

- Situación en la que alguien se siente oprimido de alguna manera.

- Sobreactivación adaptativa.

- Sobreactivación adaptativa necesaria para dar una respuesta eficaz ante cualquier situación conflictiva o novedosa.

- Sobreactivación biológica que permite responder de la manera más adecuada posible (huida o lucha) ante una amenaza.

- Sobrecarga de información. Demasiada información que entra a nuestras vidas demasiado rápidamente y nos abruma.

- Sobrecarga de tensión que se ve reflejada en el organismo y en la aparición de enfermedades, anomalías y patológicas que impiden el normal desarrollo y funcionamiento del cuerpo humano.

- Tasa de desgaste del cuerpo.

- Tensión nerviosa.

- Tensión nerviosa emocional de origen multifactorial.

- Tensión provocada por situaciones agobiantes que originan reacciones psicosomáticas o trastornos psicológicos a veces graves.

- Toda demanda física o psicológica que se le haga al organismo.

- Toda demanda física o psicológica fuera de lo habitual y bajo presión que se le haga al organismo, provocándole un estado ansioso. En la mayor parte de los casos, el estrés aparece debido a las grandes demandas que se le imponen al organismo.

- Toda vivencia que se manifiesta con una gran incomodidad psicofísica, inespecífica, como consecuencia de factores psicosociales, y que generalmente está relacionada con una gran tensión externa de índole económica, laboral, familiar o emocional y que produce un desajuste en el individuo.

- Todo cambio o alteración que el cuerpo sufre cuando está en constante tensión nerviosa, emocional o mental producto de las diarias preocupaciones, los problemas personales, familiares, del trabajo, del estudio, económicos, conflictos de pareja, ansiedad o depresión.

- Veneno de acción retardada.

ESTRÉS BUENO

Y

ESTRÉS MALO

Todos los seres humanos (y la mayoría de los animales) experimentan estrés en algún momento de sus vidas ya que es una reacción natural de defensa. El estrés es muy bueno cuando nos ayuda a alcanzar nuestras metas, a ser exitosos, a catalizar nuestros logros venciendo las adversidades y sobre todo cuando nos garantiza la supervivencia. Sin estrés es imposible realizar cualquier competencia; por tal razón se necesita tenerlo para llegar a ser un buen deportista, un buen trabajador, etc.

En condiciones normales el organismo cuenta con un mecanismo de defensa que le permite en cualquier momento aportar soluciones a las adversidades y por esta razón no todas las situaciones de estrés llegan a afectarlo. El sistema químico del cerebro funciona como una especie de alarma que envía señales al cuerpo para que éste huya o luche cuando percibe un determinado peligro.

El estrés, que bien puede ser agradable o amenazador, desencadena una serie de transformaciones tanto a nivel cerebral como a nivel corporal. Y estas reacciones ante el o los estímulos pueden y deben hacerse armónica, calmada, equilibrada y adecuadamente si por voluntad propia tomamos consciencia de ello.

Si hablamos del estrés como un síntoma, definitivamente también es algo muy bueno ya que estamos en presencia de una especie de "conversación" entre el cerebro y el cuerpo en forma de biorretroalimentación donde se nos está informando que algo anormal está ocurriendo y que por lo tanto debemos tomar medidas para subsanarlo. El cerebro emite señales de alarma a partir de un sinnúmero de sui generis reacciones electro-químico-físicas. El cuerpo sugiere algo y el cerebro contesta; el cerebro trasmite algo y el cuerpo responde.

Un mundo con ausencia total de estrés sería muy aburrido y pletórico de monotonía; sería una vida carente de estímulos creativos, sin motivaciones; estaríamos todos propensos a caer en estados depresivos, limitaríamos el talento y por lo tanto se detendría el desarrollo social. Según Hans Selye: "El estrés es vida y la vida es estrés".

Hasta ahora, hemos hablado de lo que se ha dado en llamar **eustrés** que quiere decir: estrés bueno, normal o positivo. En este caso la respuesta que nos brindada el organismo es favorable y nos adapta a coexistir con el o los factores estresantes. Por ello, podemos concluir que no en todo momento ni todo el tiempo el estrés resulta nocivo. Por el contrario, dentro de este contexto, el estrés deviene en algo imprescindiblemente beneficioso para la sociedad. Luego entonces, partiendo de este análisis conceptual podemos decir a viva voz: ¡que viva el estrés!

Pero también, existe la forma más conocida del estrés, el denominado **distrés** que significa: estrés malo, anormal o negativo. Es el que ocurre a partir de que nuestro organismo es sometido a ciertas exigencias (agradables o desagradables) que dada su intensidad, su durabilidad u otros factores transgreden nuestras resistencias de adaptación y ante las cuales reaccionamos de manera inapropiada. En este caso, la respuesta estrés lejos de favorecernos lo que hace es que nos dificulta la adaptación.

El estar patológicamente estresado desencadena cambios negativos en nuestro organismo y aumenta las probabilidades de que nos enfermemos; también puede empeorar problemas que ya padecemos.

El distrés provoca un estrechamiento de nuestros vasos sanguíneos, lo cual ocasiona una pobre circulación de los fluidos vitales del cuerpo así como la acumulación y la congestión de toxinas. Este tipo de estrés produce además un malgasto de energías de tal magnitud que hace que nos fatiguemos y envía una señal al cuerpo de que está siendo agredido permanentemente.

A los efectos de ejemplificar la diferencia entre el eustrés y el distrés describiremos dos reacciones diferentes ante un idéntico estímulo estresante: supongamos que protagoniza alguna situación peligrosa, por ejemplo: un asalto, un fuego o un intento de violación. Si su respuesta ante el acontecimiento es de salir corriendo de la escena, entonces estamos en presencia de una reacción de eustrés ya que el estrés funcionó de modo favorable porque logró o al menos intentó escapar. Si por el contrario, su respuesta lo paraliza y por lo tanto no toma acción alguna, estamos en presencia de una reacción de distrés ya que el estrés funcionó desfavorablemente para usted: lo lograron asaltar, se quemó o lo violaron.

Para resumir este tema podemos afirmar que ausencia de estrés no es sinónimo de felicidad y que el fenómeno denominado "estrés" se comporta ambivalentemente lo mismo como amigo que como enemigo nuestro; lo mismo nos salva la vida como nos la afecta y hasta nos mata. Las mismas reacciones que nos ayudan a eludir las situaciones de amenazas y que por lo tanto lejos de perjudicar al organismo lo benefician en otras circunstancias se tornan perjudiciales para la salud cuando perduran en el tiempo.

A modo de aclaración, debemos señalar aquí que tanto el autor como la mayoría de las personas cuando nos referimos al estrés sin diferenciar si es positivo o negativo estamos hablando de "distrés", es decir, del estrés malo.

LAS CAUSAS DEL ESTRÉS

Todos sufrimos de estrés y todos tenemos que afrontar en algún momento de nuestras vidas situaciones estresantes, porque cualquier acontecimiento que implique involucrar las emociones puede provocarlo. Se muy hace difícil mantenernos calmados o relajados en medio de nuestra tan agitada vida. Generalmente, estas situaciones nos generan: alteraciones, discusiones, disgustos, enfermedades y preocupaciones.

El estrés es algo que tiene un carácter sumamente individual porque además de las características étnicas, culturales y educacionales comunes o disímiles, cada persona es un microcosmos y por lo tanto cada quien reacciona de manera distinta ante determinados estímulos (ya sean internos o externos, positivos o negativos, químicos o físicos, somáticos, acústicos, etc.). Todos tenemos diferentes umbrales de tolerancia y por ello experimentamos diferentes niveles de estrés. Lo que es estresante para una persona no tiene obligatoriamente que serlo para otra. No todos captamos como amenaza un mismo fenómeno o acontecimiento. Por esta razón, respondemos de forma estresada cuando percibimos que algo nos afecta de manera personal.

Por lo antes señalado, debemos asumir responsabilidad respecto a nuestro estrés y respecto a los diferentes niveles en que él nos afecta, tomando consciencia de que nuestra lectura de los problemas es de trascendental importancia en este sentido. Por tal razón, no debemos auto-exigirnos demasiado sometiendo nuestro cuerpo a intensas jornadas laborales, de ejercicios o de diversión que obviamente le restan horas al sueño y al descanso imposibilitando el natural restablecimiento energético.

Debemos saber / aprender cómo administrar el estrés; lo cual quiere decir que debemos aumentarlo cuando necesitemos estar bien atentos y disminuirlo o frenarlo cuando estemos sobrecargados y/o muy preocupados por algo.

De lo que se trata es de poder lograr un equilibrio entre los dos extremos para que podamos mantenernos saludables y especialmente garantizar que no transcurra demasiado tiempo estando expuestos a condiciones de distrés.

CAUSAS FUNDAMENTALES DEL ESTRÉS

Para la mayoría de las personas, las causas fundamentales del estrés (factores estresantes o estresores) son de carácter:

- Ambiental
- Cognitivo
- Conductual
- Fisiológico
- Psicológico
- Social.

CAUSAS AMBIENTALES

Las causas ambientales del estrés son las que se refieren a variables externas, esto es, que se encuentran fuera del sujeto y generalmente no dependen de su voluntad; por ejemplo, los cambios climatológicos. Este tipo de causas las analizaremos más detalladamente cuando abordemos las causas del Estrés Laboral.

CAUSAS COGNITIVAS

Las causas cognitivas se refieren al conjunto de procesos mentales que abarcan:

- Análisis
- Interpretación
- Percepción
- Recogida de información
- Toma de decisiones.

CAUSAS EMOCIONALES

Se refieren al conjunto de sensaciones o sentimientos que se involucran, como por ejemplo:

- Alegría
- Incomodidad
- Inseguridad
- Miedo
- Odio
- Tristeza.

CAUSAS CONDUCTUALES

Las causas conductuales dependen de las respuestas que cada persona ofrece atendiendo a las siguientes variantes:

- Verbalización (qué es lo que se dice)
- Lenguaje (cómo se dice)
- Lenguaje corporal (gesticulaciones, movimientos y posturas que se asumen).

CAUSAS FISIOLÓGICAS

Las causas fisiológicas del estrés son las que se refieren a las predisposiciones genéticas o los problemas congénitos (enfermedades que heredamos), a las enfermedades que contraemos, a los desórdenes hormonales, a la menstruación de la mujer, al embarazo, al preparto, al parto, al postparto, al arribar a la pubertad, al arribar a la menopausia, a las alergias, al exigirle al cuerpo más delo que éste puede dar, a los accidentes, a los traumas, a las lesiones, a los dolores fuertes y/o prolongados que alguien puede sufrir.

CAUSAS PSICOLÓGICAS

Las causas psicológicas del estrés son las que se refieren a la individualidad de cada persona, a sus emociones, a su capacidad cognitiva, a su desenvolvimiento lingüístico y a su vulnerabilidad ante las adversidades. A modo de ejemplo podemos mencionar:

- La espera por los resultados de una intervención quirúrgica practicada a un ser querido.

- La forma en que reaccionamos ante la llegada de la vejez.

- La forma en que se asume la invasión de nuestra privacidad.

CAUSAS SOCIALES

Entre las fundamentales causas sociales del estrés podemos mencionar las siguientes:

- El tener que asumir la responsabilidad por nuestras acciones (y en algunas circunstancias por las acciones de otros)

- Las guerras

- Las relaciones antagónicas con el prójimo

- Las revoluciones sociales

- Los cambios de la tecnología

- Los cambios económicos (por exceso y sobre todo por defecto)

- Los cambios políticos.

Las causas del estrés antes mencionadas interactúan dinámicamente entre ellas y cada individuo le adiciona con su personalidad un sello distintivo que muchas veces provocan comportamientos inadecuados e interpretaciones desacertadas que suelen extrapolarse negativamente al entorno y por lo tanto generan un incremento del estrés ambiental.

SON VÍCTIMAS FEHACIENTES DEL DISTRÉS:

- Personal de seguridad
- Personal que trabaja en hospitales psiquiátricos
- Enfermeras y los médicos de los cuerpos de guardia.
- Abogados
- Bomberos
- Carceleros
- Corredores de la bolsa de valores
- Deportistas profesionales
- Detectives
- Diplomáticos
- Ejecutivos
- Guardaespaldas
- Marineros
- Mineros
- Periodistas
- Policías

- Políticos
- Pilotos
- Cuidadores de personas de la tercera edad (sean o no familiares)
- Sobrecargos y aeromozas
- Soldados
- Trabajadores de las plataformas petroleras
- Trabajadores de las torres de control de los aeropuertos
- Trabajadores de los centros nucleares.

ACONTECIMIENTOS ESTRESANTES:

- Abandono del hogar de un hijo
- Advenimiento de la navidad y el fin de año
- Arreglos en el hogar
- Asistir al dentista
- Asumir nuevas responsabilidades
- Casamiento
- Cambio de credo religioso
- Comprar una casa

- Conflictos generacionales
- Conflictos interpersonales
- Costear la educación de los hijos
- Delinquir
- Dificultades económicas
- Divorcio o separación
- Discusiones
- Dormir poco tiempo
- Embarazo
- Enfermedad
- Enfermedad de un ser querido
- Hacer / dejar de hacer dieta
- Incapacidad física
- Incorporación de un nuevo miembro a la familia
- Ir a la cárcel
- Indefinición sexual
- Impotencia
- Incomprensión de la pareja
- Modificación de la adicción

- Mudarse
- Mutilación
- No poder pagar las deudas
- Participar en actividades bélicas
- Pérdida de la mascota
- Pérdida de un ser querido
- Problemas en el tráfico vehicular
- Separación de la familia
- Simultanear estudio y trabajo
- Sobrecarga de actividades
- Sufrir heridas
- Temor de ir a la cárcel
- Tener que hablar en público
- Tener un complejo
- Vacaciones
- Visitas en el hogar.

Cualquier cambio en la vida puede ser estresante, desde los de macro connotación (fenómenos climatológicos, grandes transformaciones socioeconómicas y políticas) hasta los más felices, como tener un bebé, comenzar estudios o desempeñar un trabajo nuevo. La sobre-activación adaptativa se transforma en estrés a partir de que se reitera con mucha frecuencia, se hace intensa, se prolonga mucho o el individuo carece (o supone que carece) de las habilidades para enfrentar las exigencias externas y considera que le resulta imposible responder de manera efectiva.

El concepto de "Carga Alostática" se refiere a los efectos patológicos que le causan al organismo la exposición prolongada al estrés debido al abuso de:

- Eje Hipotálamo-Pituitario-Adrenal
- Metabolismo
- Sistema cardiovascular
- Sistema inmunológico
- Sistema nervioso autónomo.

Mediante Carga Alostática se define el nivel de desgaste que sufre el organismo al tratar de adaptarse a las condiciones de estrés y se mide teniendo en cuenta:

- Las características de los estímulos.
- Las especificidades perceptivas / evaluativas y de salud de cada sujeto.

Carga Alostática # 1

En este caso el estrés se produce de manera súbita debido a que el estímulo aparece circunstancial e inesperadamente, causando una reacción corporal inmediata. Los ejemplos que más la tipifican se relacionan con cataclismos naturales y el tráfico vehicular.

Carga Alostática # 2

Se caracteriza por la presencia prolongada del estrés. La padecen generalmente las personas cuyos trabajos conllevan una constante exposición al peligro (policías, etc.).

Carga Alostática # 3

Tiene lugar cuando la persona ha pasado mucho tiempo expuesta al estrés y ello le ha dañado considerablemente su salud. La padecen, por ejemplo, las personas que se deprimen con facilidad.

Carga Alostática # 4

Se experimenta cuando el cuerpo de la persona, expuesta durante mucho tiempo al estrés, produce Citocinas (proteínas en la sangre) que generan depresión y fatiga. No sólo se debilitan sus defensas sino que reacciona de manera auto-agresiva dando lugar a las enfermedades autoinmunes (lo que en términos militares se conoce como "fuego amigo"). Algunos ejemplos son:

- Artritis reumatoide
- Esclerosis múltiple
- Lupus
- Mal de Graves (causa más común de Hipertiroidismo).

El concepto de "Estado Alostático" se refiere a la alteración permanente del equilibrio fisiológico del organismo.

El concepto "Alostasis" describe el mecanismo de protección del organismo encargado de lograr, mediante el cambio, la estabilidad perdida; por lo tanto, es de vital importancia para recuperar la salud y garantizar así la supervivencia gracias a un consecuente enfrentamiento del estrés.

MANIFESTACIÓN DEL ESTRÉS

LA FISIOPATOLOGÍA O REACCIÓN GENERAL DE ADAPTACIÓN AL ESTRÉS ATRAVIESA POR LAS SIGUIENTES FASES:

- Alarma

- Adaptación

- Agotamiento.

ALARMA

El estrés debuta en forma de alarma. El cerebro se imagina o realmente se percata de que nuestro cuerpo está siendo sometido a determinados estímulos con los cuales no está acostumbrado a interactuar (factores de agresión, negativos, peligrosos, perjudiciales, irritantes o de tensión). Dichos estímulos se caracterizan por ser:

- Amenazantes
- Aparentemente incontrolables
- Impredecibles
- Novedosos.

Estas características no necesariamente tienen que concurrir de forma simultánea. Ante esta situación el organismo responde tratando de mantener de manera profiláctica un equilibrio y para ello reacciona con todo un despliegue de medidas de carácter fisiológico que involucran a todos sus recursos.

MEDIDAS MÁS IMPORTANTES QUE TOMA
EL ORGANISMO PARA DEFENDERSE:

- A los efectos de poder fortalecerse, el cuerpo absorbe rápidamente todos los nutrientes disponibles en ese momento.

- Aumenta la sudoración para refrescar al cuerpo y hacerlo más ligero.

- Aumenta la temperatura corporal como mecanismo de protección.

- Con el objetivo de quedar fortalecidos se tensan, sobre todo, los músculos del cuello, los hombros y la espalda, mientras que se cierran las manos y se contraen los puños, quedando listos para la defensa.

- El pulso se incrementa mucho debido a que el corazón comienza a latir más rápida y fuertemente aumentando así el bombeo de sangre con el propósito de facilitar los movimientos que se necesiten desplegar.

- La mente se pone en estado de alerta.

- Las cuerdas vocales, como músculos que son, también se tensan quedando aptas para poder gritar.

- Nos ponemos pálidos ya que se contraen los vasos capilares para preservar la sangre en caso de que ocurriera alguna desgarradura dérmica.

- Para tomar la acción más consecuente se produce coyunturalmente una jerarquización funcional de los órganos de nuestro cuerpo, a saber, como se supone que no serán de tanta importancia en esos precisos momentos, se desvía la sangre tanto del sistema reproductor como del sistema digestivo y del excretor hacia los órganos más vitales: el cerebro, el corazón, los músculos y los pulmones. Pero, la mayor prioridad será siempre mantener activo el cerebro.

- Se activa el sistema endocrino y se secretan las hormonas del estrés a los efectos de minimizar posibles dolores, hemorragias y traumas así como resistir el hambre y aumentar la energía.

- Se activa el sistema nervioso autónomo y nos ponemos en posición defensiva / en guardia.

- Se agudizan todos los sentidos para lograr su óptimo desempeño.

- Se dilatan las pupilas para que entre más luz a los ojos y de esta forma poder distinguir lo mejor posible el agente estresante.

- Se intensifica la respiración y las cavidades bronquiales se expanden a los efectos de facilitar la presencia de más cantidad de oxígeno en el cuerpo.

Todas las alteraciones fisiológicas antes descriptas conocidas como "respuesta de lucha o huida" ocurren de forma intensa, rápida e involuntaria. Estas oportunas reacciones de nuestro organismo explican el hecho de que en determinadas circunstancias peligrosas algunos individuos hacen verdaderas proezas imposibles de imaginar en condiciones normales.

ADAPTACIÓN

Después que el organismo concluyó la fase de alarma pasa entonces a adaptarse a las nuevas circunstancias, a lidiar con ellas; intenta defenderse y resistir los embates que le acarrean las novedosas condiciones; toma medidas, trata de aclimatarse y ajustarse para mantener a toda costa la normalidad. Para ello, el cerebro permanece todo el tiempo evaluando la situación y los recursos a su alcance. La atención se focaliza en la función o el órgano más idóneo para interactuar con el estrés. Esta segunda fase se le conoce además como fase homeostática debido al equilibrio dinámico que tiene lugar entre la parte interna y la parte externa del sujeto. También se le llama "resistencia" o "etapa de adaptación biológica funcional" y se conforma por todas las reacciones no específicas generadas por los estímulos estresantes. Con el paso del tiempo el organismo se adapta a convivir con el factor estresante, pero, generalmente ello trae aparejado una conducta de reacción muy irritable ante otros estímulos de poca o nula connotación estresora. Dichos estímulos funcionan como verdaderos detonantes de catarsis emocionales.

AGOTAMIENTO

Cuando falla la anterior fase de adaptación, debido a que se ha prolongado mucho en el tiempo la acción y presencia de los factores estresantes, se entra en la etapa de agotamiento, colapso, extenuación, fatiga o sumisión, porque se ha rebasado el límite de nuestras capacidades neurobiológicas tanto de adaptación como de interactuación. Disminuye la efectividad del organismo para sobreponerse. El órgano sobre quien recayó el protagonismo del enfrentamiento al estrés en la fase anterior, debido a su deterioro, se desploma. Aquí el organismo, producto de la pérdida de sus capacidades defensivas, ha sido derrotado, vale decir, se produce un desequilibrio en el mismo y este desgaste nos impide seguirnos defendiendo hasta tal punto que podemos enfermar e incluso morir.

DIFERENTES TIPOS DE ESTRÉS

Aunque poseen distintos síntomas, ciclos de duración y características, los diferentes tipos de estrés tienen la misma importancia ya que todos pueden acarrearnos perjudiciales consecuencias cuando se prolongan en el tiempo. No importa si son causados por estímulos positivos o negativos porque en ambos casos se requiere una respuesta adaptativa. Cuando estamos expuestos simultáneamente a varios de ellos se sobredimensionan sus nocivos efectos.

❖ ESTRÉS A CORTO PLAZO

Este tipo de estrés es el más frecuente en los seres humanos y es provocado por situaciones desagradables, por un shock, por una agresión que puede ser tanto emocional como física; nos desestabiliza hasta el punto de perder nuestro control y reaccionamos de manera intensa y en algunas ocasiones violentamente. Ante un estímulo imprevisto, nuestra conducta cambia de manera inmediata. Por ejemplo, cuando nos extraviamos o cuando perdemos el autobús / el tren / el avión y en situaciones tales como, planificar una comida de pronto para una visita inesperada o hacer determinadas diligencias. Este tipo de estrés puede hacernos sentir preocupados, excitados o ansiosos, pero, debido a su corta duración temporal sus efectos tienen una incidencia transitoria y por lo tanto no resultan significativamente perjudiciales a nuestra salud. Se refiere a un estrés cuya duración es menor de seis meses.

A ESTE ESTRÉS A TAMBIÉN SE LE LLAMA:

- Estrés agudo
- Estrés cotidiano

- Estrés del tipo 1
- Estrés episódico
- Estrés puntual
- Estrés situacional.

❖ ESTRÉS A LARGO PLAZO

Es el estrés que perdura en el tiempo y se caracteriza por tener serias implicaciones negativas en la conducta y la salud de las personas. Se llega a convivir tanto con él, que podemos acostumbrarnos al mismo. Esto es, mientras que al estrés a corto plazo lo reconocemos inmediatamente dado su carácter novedoso, nos descuidamos del estrés a largo plazo debido a que llega el momento en que nos resulta familiar. Algunos ejemplos de este tipo de estrés son causados por:

- Discriminación
- Status migratorio de ilegal
- Enfermedad crónica
- Enfermedad mortal.

Las investigaciones científicas demuestran los efectos graves que el estrés a largo plazo provoca en nuestro cuerpo y que está estrechamente relacionado con la depresión. Su duración es de seis meses o más.

Al estrés a largo plazo también se le llama:

- Estrés crónico
- Estrés del tipo 2.

ESTRÉS ACADÉMICO

Se refiere fundamentalmente al que experimentan estudiantes y profesores al tener que enfrentar las exigencias del proceso docente-educativo. Debido a sus complejas especificidades lo trataremos ampliamente más adelante.

ESTRÉS ALÉRGICO

La alergia constituye una causa de estrés porque es el resultado de la activación y la lucha del sistema inmunológico del organismo para tratar de defenderse de la agresión a que es sometido. El estrés a largo plazo puede hacer que el cuerpo se confunda e identifique como peligrosas algunas sustancias normalmente inofensivas para las personas que no lo padecen. Por ejemplo, el sistema inmunológico repele como alérgenos (sustancias que al introducirse en el cuerpo provocan alergias) al moho, al pelo de ciertos animales, al polen, al polvo, etc.

Los Glóbulos Blancos o Leucocitos hacen que el organismo produzca Histamina lo cual genera los siguientes síntomas:

- Congestión
- Enrojecimiento de los ojos
- Estornudos
- Secreciones nasales, etc.

Cuando los factores irritantes están presentes en aquello que ingerimos, el cuerpo trata de deshacerse de ellos a través de la piel o de evacuarlos mediante el sistema excretor y en el caso de personas hipersensibles puede ocurrir hasta la muerte.

❖ ESTRÉS AMBIENTAL

Es la respuesta no específica del cuerpo que se produce como consecuencia de una estimulación que procede del medio ambiente y que altera el equilibrio del organismo. Se calcula que más del 20% de nuestro planeta ha sufrido ya algún tipo de toxicidad producto de la acción del hombre y como es obvio esto se revierte negativamente contra nuestra salud y afectará también la de nuestros descendientes.

❖ ESTRÉS ATRIBUCIONAL

Es el estrés que sufre una persona por atribuirle a una situación determinada connotación estresante. La forma en que una persona interpreta algo determinará si se convierte en estresante o no. Para sufrir de estrés no se necesita enfrentar una problemática real, sólo se necesita que se crea que existe.

ESTE TIPO DE PERCEPCIÓN ESTÁ EN DEPENDENCIA DE:

- Nivel de objetividad
- Nivel de subjetividad
- Capacidad de valoración
- Personalidad del individuo
- Situación social
- Experiencias personales.

❖ ESTRÉS BIOLÓGICO

Designa al conjunto de alteraciones orgánicas que se producen en el cuerpo cuando éste es sometido a extenuación física.

❖ ESTRÉS CONYUGAL

Se define al estrés conyugal como la percepción subjetiva de malestar en uno o ambos miembros de la pareja cuando existe disfuncionalidad en el seno de la relación.

Se le asocia con bajos índices de satisfacción marital. Como yo me especializo en el tratamiento de este tipo tan peculiar de estrés, considero muy oportuno mencionar los siguientes alarmantes datos sobre el mismo, a saber:

- Incrementa en un 20% la posibilidad de caer en estados depresivos.
- Duplica el riesgo de volverse diabético del tipo 2.
- Triplica las posibilidades de adquirir enfermedades cardíacas.

❖ ESTRÉS DE LA PUBERTAD

La pubertad se define como la etapa de la vida de los seres humanos en que comienzan a manifestarse las características típicas de la madurez sexual. El Estrés de la Pubertad se debe a las alteraciones y cambios notorios que se operan en el cuerpo y sobre todo a las drásticas modificaciones que ocurren en el sistema endocrino-hormonal del adolescente.

❖ **ESTRÉS DE SUPERVIVENCIA**

Es el que sufrimos cuando nos enfrentamos a una situación de seria amenaza para nuestra integridad personal. Este tipo de estrés se acentúa cuando corremos peligro de muerte.

❖ **ESTRÉS DEL CUIDADOR**

También se le conoce como "Fatiga del Cuidador". Es el que padecen las personas encargadas de atender a los enfermos crónicos. A quienes, por lo general, se les afecta tanto la salud física como la mental debido al sobresfuerzo cotidiano que experimentan.

❖ **ESTRÉS ELECTROMAGNÉTICO**

Ocurre cuando la persona es sometida a la influencia de este tipo de cargas en un grado nocivo para la salud. Téngase en cuenta que diariamente estamos expuestos, además de la contaminación electromagnética general del planeta, a las bajas pero constantes radiaciones que emiten los hornos microondas, los teléfonos móviles y otros equipos modernos.

❖ **ESTRÉS EMOCIONAL**

Se le define como la expresión psico-biológica que manifiesta el organismo ante ciertos estímulos, para los que no tiene una respuesta adecuada. El estrés emocional se presenta cuando tenemos que enfrentar situaciones difíciles para las cuales no estamos preparados y por lo tanto no sabemos cómo lidiar con ellas. Un ejemplo típico es el que se produce al arribar a la tercera edad y tener que considerar la proximidad de la muerte.

❖ ESTRÉS FEMENINO

Las mujeres presentan algunos tipos particulares de estrés que le son inherentes exclusivamente de ellas, a saber:

- Relacionado con el embarazo
- Relacionado con la menopausia
- Relacionado con la menstruación.

Estas tres variantes del estrés tienen como fundamento los desequilibrios hormonales que traen aparejados dichos complejos episodios femeninos. Posteriormente abundaremos un poco más sobre este tema.

❖ ESTRÉS GEOPÁTICO

Tiene lugar cuando alguna persona se radica en una determinada región geográfica que resulta perjudicial a la salud humana; así por ejemplo en zonas radioactivas y/o altamente contaminadas.

❖ ESTRÉS INFANTIL

Se define como el conjunto de reacciones, tanto a nivel biológico como psicológico, que se producen debido a determinadas situaciones que el niño no puede controlar y que por lo tanto alteran su equilibrio general.

CAUSAS FUNDAMENTALES DEL ESTRÉS INFANTIL:

- Abusos
- Advenimiento de un hermano

- Cambios de una edad a otra
- Fallecimiento de un familiar
- Inestabilidad
- Maltratos
- Ritmo de vida familiar acelerado / caótico / delincuencial
- Separación o divorcio de sus progenitores.

Este tipo de estrés lo padecen típicamente aquellos niños que no reciben elogios, que son víctimas de comparaciones que lo degradan y que no son reconocidos ni social ni familiarmente.

❖ ESTRÉS LABORAL

Se refiere al que experimentan los sujetos debido a causas multifactoriales siempre relacionadas con el trabajo. Teniendo en cuenta que la mayoría de la personas le dedican una parte considerable de su existencia y de su tiempo a la actividad productiva y valorando que este tipo de estrés es el primer y más importante factor por el cual se ve afectada la salud humana a nivel mundial lo trataremos luego más ampliamente.

❖ ESTRÉS OXIDATIVO

Es un tipo de Estrés Químico, causado fundamentalmente por el desequilibrio entre la producción de oxígeno reactivo y la capacidad de un determinado sistema biológico de eliminar rápidamente las toxinas o reparar el daño causado por ese concepto.

AL ESTRÉS OXIDATIVO SE LE ASOCIA CON LAS SIGUIENTES PATOLOGÍAS:

- Aceleración del envejecimiento
- Alzheimer
- Aterosclerosis
- Encefalopatía-miálgica
- Muerte celular
- Parkinson
- Sensibilidad química múltiple.

❖ ESTRÉS PERCIBIDO

El Estrés Percibido es el que tiene sólo un fundamento potencial, es decir, en lo que pudiera ocurrir. Es muy común particularmente en las personas que son pesimistas. Debido a su naturaleza subjetiva es muy complejo y difícil de tratar. Afecta a la salud tanto o más que los otros tipos de estrés. Se ha comprobado que las personas que lo padecen tienen un muy bajo nivel inmunológico.

❖ ESTRÉS POR ACOSO SEXUAL

El acoso sexual es un tipo particular de violencia de género que constituye una importante fuente de estrés emocional y tiene en sus víctimas las siguientes repercusiones:

- Alteración negativa de la salud
- Ansiedad
- Ausentismo laboral
- Baja autoestima
- Bajo rendimiento
- Degradación
- Depresión
- Fatiga
- Humillación
- Ira
- Insomnio
- Irritabilidad

❖ ESTRÉS POR ADAPTACIÓN

Es el tipo de estrés que se produce debido a cambios vitales (no catastróficos) como por ejemplo:

- Emigrar
- Muerte de un ser querido
- Pérdidas materiales
- Problemas éticos
- Separación de un ser querido.

Por lo general, el Estrés por Adaptación se manifiesta durante un período relativamente corto de tiempo y afecta de forma particular a los adolescentes.

❖ ESTRÉS POR AISLAMIENTO

Teniendo en cuenta que el hombre es ante todo un ser social, al sufrir aislamiento indefectiblemente se estresa. El ejemplo típico es el estrés que sufren los prisioneros cuando por castigo son confinados a la soledad.

❖ ESTRÉS POR ALIMENTACIÓN

Se produce por la ingestión de comida de mala calidad y/o descompuesta (no saludable). También se experimenta debido a la práctica de una dieta desbalanceada, que bien puede ser deficiente (desnutrición) o excesiva (obesidad). Estos dos últimos casos de Estrés por Alimentación generan además otros tipos de estrés, vale decir, Estrés Físico porque nuestros órganos sufren deterioro y Estrés Emocional por el sufrimiento que nos provoca nuestra apariencia personal.

❖ ESTRÉS POR ATRACCIÓN SEXUAL

Ocurre cuando tenemos que interactuar (sobre todo en los primeros contactos) con la persona que deseamos tener como pareja. Afecta particularmente a las personas tímidas y/o impotentes. Un estudio realizado por investigadores de la Universidad española de Valencia revela que los hombres experimentan un aumento del nivel de Cortisol cuando coinciden con una mujer atractiva. Dicho estudio evaluó la respuesta bioquímica de varios hombres jóvenes ante la presencia de una mujer de su misma edad en una sala de espera. Los resultados de la investigación demostraron que los niveles de Cortisol de los jóvenes variaban en función de las características de la mujer, mientras que, en presencia de otros hombres los sujetos mantenían un nivel bajo de esta hormona.

❖ **ESTRÉS POR CIRUGIA**

Es el estrés que se experimenta ante la cercanía de una operación quirúrgica y generalmente debuta acompañado de altos niveles de ansiedad, porque psicológica, fisiológica y conductualmente el sujeto percibe el acontecimiento como: amenazador, desagradable y peligroso.

Importantes agentes estresores en este tipo de estrés son:

- Temor a los efectos de la anestesia
- Temor a que se revelen datos personales
- Temor al posible dolor que se experimentará durante y después de la intervención.

Las secuelas del Estrés por Cirugía son las siguientes:

- Emplear mayor cantidad de anestesia que la necesaria
- Mayor cantidad de tiempo de hospitalización.

❖ **ESTRÉS POR CONTAMINACIÓN MENTAL**

Es un tipo muy peculiar de estrés interno que se origina a partir del efecto que ejerce en una persona la energía negativa de sus ansiedades, pensamientos, perspectiva distorsionada o pesimista de la realidad, preocupaciones, temores y hasta incluso el disfrute patológico de estar estresado.

❖ **ESTRÉS POR DESORDEN**

El estrés por desorden se produce no sólo porque el entorno resulta invasivo sino por los disgustos a que nos exponemos cuando no encontramos las cosas extraviadas.

❖ ESTRÉS POR DROGADICCIÓN

Como su nombre lo indica es el que se produce debido al consumo de medicamentos, estupefacientes, alucinógenos y todo tipo de drogas. Por lo general éste es un estrés auto-adquirido y por lo tanto resulta ser auto-invasivo.

❖ ESTRÉS POR SUBESTIMULACIÓN

Este estrés ocurre cuando nuestro organismo (diseñado para estar activo) entra en un estado de exagerado reposo. Ocurre frecuentemente en los trabajos monótonos y rutinarios así como en vacaciones o en atípicas situaciones de tranquilidad excesiva. Comúnmente se dice que "nos cansamos de no hacer nada".

❖ ESTRÉS POSTRAUMÁTICO

El Estrés Postraumático es una condición debilitante que ocurre luego de haber estado expuesto a un acontecimiento o experiencia impactante y aterradora en la que ocurrieron daños físicos graves o cuando se estuvo ante la amenaza de los mismos. De una u otra forma, lo ocurrido se refiere al peligro de perder la vida. Entre los acontecimientos traumáticos que pueden desencadenar el Estrés Postraumático se encuentran los causados por desastres naturales (maremotos, terremotos, etc.) y los causados por el hombre (accidentes, agresiones, asaltos, combates militares, tiroteos, violaciones, etc.).

Las personas que padecen de estrés postraumático reviven de forma involuntaria las traumáticas experiencias de forma reiterada mediante episodios de remembranzas, de recuerdos, de sueños, de pesadillas, o de pensamientos aterradores, especialmente cuando las mismas se ven expuestas a acontecimientos u objetos que les recuerdan lo sucedido.

Los aniversarios de los acontecimientos acaecidos también pueden desencadenar los síntomas de dicho estrés.

Quienes padecen el Estrés Postraumático pueden también sufrir de trastornos emocionales, los cuales oscilan entre un adormecimiento conductual hasta arrebatos de ira. También son comunes los sentimientos de culpa intensa, especialmente si otras personas no sobrevivieron al acontecimiento traumático, lo que se conoce como "Culpa del Sobreviviente". Obviamente, estos individuos en lo sucesivo quedan más vulnerable que la persona promedio ante cualquier situación estresante; este tipo especial de estrés se convierte muchas veces en un estrés a largo plazo. Al Trastorno de Estrés Postraumático se le conoce también por las siglas TEPT.

❖ ESTRÉS PSICOLÓGICO

Es una relación particular entre el individuo y el entorno que es evaluado por el sujeto en cuestión como amenazante o desbordante de sus recursos y que pone en peligro su bienestar. Las personas afectadas por este tipo de estrés generalmente se deprimen, se muestran ansiosas, coléricas, miedosas y/o traumatizadas.

❖ ESTRÉS QUÍMICO

Se refiere al consumo / ingestión generalmente de forma excesiva de productos que de una u otra forma resultan perjudiciales al organismo; así como, por la interacción (inhalación o contacto) con sustancias irritantes / tóxicas. Cuando hablamos de este tipo de estrés casi siempre pensamos en escapes de gas, derrames de combustibles, venenos y acontecimientos muy alarmantes, pero, muchas veces desconocemos cuán perjudiciales pueden resultar productos tan aparentemente inofensivos como el Azúcar, la Cafeína, la Nicotina y la Sal. Veamos a continuación una síntesis del comportamiento de éstos:

El Azúcar nos proporciona una sensación de energía, pero, ésta actúa sólo a corto plazo y debemos pagar por ello el precio de un incremento de la Insulina en nuestra sangre, la cual al tratar de balancear el nivel de Glucosa hace que experimentemos un ligero decaimiento.

La Cafeína produce un incremento de las hormonas del estrés en tal magnitud que puede llegar a dificultarnos y hasta suprimirnos el sueño. Por otra parte, puede aumentar nuestra susceptibilidad hasta el punto de llegar a sentirnos enojados. Téngase en cuenta que esta sustancia no sólo está presente en el Café propiamente dicho sino también y hasta en mayor medida en el Té.

La Nicotina es una sustancia tóxica que contribuye a la retención de grasas en la arteria Carótida, impidiendo el paso de toda la sangre que el cerebro necesita para funcionar óptimamente; aumenta las posibilidades de que se formen coágulos; desarrolla hipertensión y produce colapsos en las arterias finas del cerebro.

La Nicotina puede provocarnos una sensación de aparente relajación, pero, en realidad lo que ocurre es lo contrario; si lo duda, tómese el pulso antes y después de fumar y analice la diferencia entre los valores (se sorprenderá negativamente al ver el resultado de su experimento).

La Nicotina destruye las células que higienizan las vías respiratorias lo que puede causar desde bronquitis y enfisemas hasta cáncer. A esto súmele la presencia de Monóxido de Carbono, Alquitrán, Cianuro de Hidrógeno y una enorme cantidad de químicos nocivos en los cigarrillos, lo cual daña el

sistema arterial y esto hace que disminuya la irrigación sanguínea así como la debida oxigenación del cuerpo.
La Sal Común también puede producir estrés químico ya que aumenta la presión arterial, sobre todo cuando nos excedemos en su consumo.

Siempre que usted pueda sustituya la Sal Común por la Sal Marina. Porque a diferencia de la Sal Común que es dañina para nuestro organismo, la Sal Marina tiene las siguientes bondades:

- Aporta minerales al cuerpo
- Contrarresta la acidez estomacal
- Desintoxica
- Estimula las vías respiratorias
- Favorece la circulación sanguínea
- Fortalece el sistema óseo
- Provee energía a los músculos

❖ ESTRÉS SOCIAL

Este tipo de estrés está compuesto a su vez por:

I.- Estrés Diario
II.- Estrés por Sucesos Vitales
III.- Estrés por Desempeño de Rol.

I.- ESTRÉS DIARIO

Como ya su nombre lo indica, se refiere al estrés que se presenta de manera cotidiana. De aparente poca importancia, comúnmente se asocia con acontecimientos menores. Lo nocivo de este tipo de estrés radica en su efecto acumulativo. Así por ejemplo:

- Atender constantemente llamadas telefónicas inoportunas

- Discusiones

- Necesidad de tener que esperar (en el supermercado, en el tráfico, en el banco, etc.)

- Interactuar de manera conflictiva con familiares, colegas laborales y/o con los jefes.

II.- ESTRÉS POR SUCESOS VITALES

El estrés por sucesos vitales se refiere a los acontecimientos importantes que afectan la vida. Así por ejemplo: cambios biográficos y/o corporales producto del envejecimiento, etc.

III.- ESTRÉS POR DESEMPEÑO DE ROL

Se refiere a las expectativas y demandas que se esperan de alguien (persona focal) que desempeña determinada posición o labor. Es del desequilibrio entre las demandas que exigen el desempeño de una actividad y la capacidad del sujeto para responder de modo exitoso. Se produce cuando son cuestionables las calificaciones de la persona para poder realizar su deber, cuando se carece de la información requerida o cuando no se pueden simultanear determinadas actividades.

EL ESTRÉS POR DESEMPEÑO DE ROL SE SUBDIVIDE EN:

a.- Interrol

b.- Intrarrol.

a.- INTERROL

Es un tipo de estrés colectivo ya que involucra la participación de más de un sujeto.

b.- INTRARROL

Es el que recae en un solo sujeto al tener que desempeñar simultáneamente varios roles y entran en juego solamente sus expectativas personales.

TIPOS DE ESTRÉS SEGÚN EL ROL:

III.1.- Por Ambigüedad de Rol

III.2.- Por Cautividad de Rol

III.3.- Por Conflicto de Roles

III.4.- Por Reestructuración de Rol

III.5.- Por Sobre-calificación

III.6.- Por Sub-calificación

III.7.- Por Sobrecarga de Roles.

III.1.- ESTRÉS POR AMBIGÜEDAD DE ROL

Tiene que ver con la incertidumbre y la confusión que siente una persona en referencia al rol que ella debe cumplir. Ocurre también cuando no se dispone de toda la información necesaria para llevar a efecto el rol particular. En este caso, ni las pautas ni las expectativas están claras y/o debidamente explicadas.

En este caso el contenido del rol no está bien determinado, es indefinido / ambiguo / inconsistente / cambiante. Pude ser producto de una incorrecta o imprecisa información (cualitativa o cuantitativa) respecto a los deberes del sujeto. Por ejemplo, no saber si uno es jefe o subordinado en un determinado contexto laboral. O puede darse también ante la imposibilidad de cumplir de modo satisfactorio y simultáneo diferentes tareas.

III.2.- ESTRÉS POR CAUTIVIDAD DE ROL

Consiste en aferrarse al cumplimiento sólo del deber que nos gusta desempeñar. Un ejemplo es no hacer nada en el hogar con el pretexto de que llegamos muy cansados del trabajo.

III.3.- ESTRÉS POR CONFLICTOS ENTRE ROLES

Es todo lo contrario al concepto "Claridad de Rol" e implica expectativas incongruentes. Se da cuando el sujeto percibe divergencias entre las tareas que debe desempeñar. Así por ejemplo:

-No querer hacer cosas que él considera que no son importantes o que no le corresponden.

-Tener que mentir en contra de su voluntad y sus principios éticos.

III.4.- ESTRÉS POR REESTRUCTURACIÓN DE ROL

Se refiere a los cambios que se operan en nuestras vidas. Los casos típicos de este tipo de estrés son los que se refieren a cambios que se producen a causa de la edad, así por ejemplo:

- El anciano que no se adapta a la jubilación.
- El adolescente que no quiere que lo sigan tratando como si todavía fuera un niño (estrés de la pubertad).

III.5.- ESTRÉS POR SOBRECALIFICACIÓN

Es aquel que sufre un sujeto focal cuando desempeña un rol cuyas exigencias son muy inferiores con respecto a sus habilidades y/o preparación académica.

III.6.- ESTRÉS POR SUBCALIFICACIÓN

Es todo lo contrario del estrés por sobre-calificación, también se le conoce como "Incompetencia de Rol" se refiere al que experimenta un sujeto cuando desempeña un rol para el cual no está debidamente preparado / capacitado y/o no cuenta con las habilidades que dicho rol exige.

III.7.- ESTRÉS POR SOBRECARGA DE ROLES

Se refiere al que sufre un sujeto por tener que desempeñar más actividades de las que realmente puede (desempeño simultáneo de varios roles). Es también, la contradicción entre el tiempo realmente disponible y la cantidad de cosas que se deben resolver. Este estrés se caracteriza por la carencia o insuficiencia de recursos por parte de la persona focal para cumplir su desempeño satisfactoriamente.

❖ SÍNDROME DE ESTAR QUEMADO

Este tipo de estrés es más conocido por "Burnout" y se refiere a la máxima expresión del estrés crónico; muestra la caída total de la persona bajo el peso aplastante de las exigencias externas. Las habilidades defensivas del organismo han sido insuficientes ante la exposición a situaciones límites.

❖ TECNOESTRÉS

El Tecnoestres o también llamado "estrés tecnológico" tiene lugar cuando algún sujeto confronta dificultades al tener que lidiar necesariamente con una novedosa tecnología que le resulta incomprensible.

❖ ESTRÉS ACADÉMICO

Cuando al estrés que por lo general sufren la mayoría de las personas (debido a las circunstancias y presiones psico-sociales generales) se le suma el estrés académico se crean las condiciones para que este particular sector de la población sufra doblemente, para que se le afecte la salud y para que tenga un mal rendimiento en su actividad fundamental.

EL ESTRÉS ACADÉMICO SE SUBDIVIDE EN:

- Estrés Docente
- Estrés Estudiantil.

ESTRÉS DOCENTE

Es el que padecen el personal auxiliar, los dirigentes, los maestros y los profesores de los distintos tipos de centros escolares. En el caso de los docentes, éstos tienen que sufrir

- El estrés general de la sociedad
- El estrés laboral que experimentan todos los trabajadores
- Estar sometido a una casi interminable subordinación a la estructura jerárquica típica del magisterio
- Un enorme burocratismo
- Una exageración de reuniones en las que tienen que participar.

Los profesores y los maestros también pueden experimentar Estrés Estudiantil ya que esta profesión exige una constante superación profesional, de modo que muy frecuentemente se convierten en alumnos.

Este difícil, ingrato e incomprendido ramo de los pedagogos, tan importante en y para la sociedad, generalmente no es debidamente remunerado, lo cual crea las condiciones para que se le incrementen más los niveles de estrés que al resto de la población laboral. Son muchas las tensiones cotidianas a las que tiene que enfrentarse el docente dentro y fuera del aula; es una persona que trabaja frente a un grupo, por lo general numeroso, de críticos estudiantes con las más disímiles personalidades; esto implica que al terminar cada turno de clase sufra extenuación física y mental.

ESTRÉS ESTUDIANTIL

Es el estrés que puede experimentar una persona que cursa estudios en cualquier nivel académico; teniendo lugar incluso desde el mismo momento en que ingresa al centro docente; esta fase es conocida como Expectación Ansiosa. La expectación se define como "la espera, generalmente curiosa o tensa de un acontecimiento que interesa o importa". Ocurre debido a que los estudiantes se enfrentan a un mundo desconocido hasta entonces e ignoran sus reglas. A posteriori deben lidiar con las tareas que se les asignan y con la disciplina de los planteles (que generalmente difiere de la disciplina y la exigencia del hogar y/o de los niveles escolares precedentes).

OTROS FACTORES A CONSIDERAR EN ESTE TIPO DE ESTRÉS:

- Ausencia del profesor
- Enfermedad o accidente del estudiante
- Estudiar fuera del país de origen
- Expulsión de la escuela

- Gran cantidad de actividades evaluativas

- Incertidumbre acerca de los recursos económicos para poder pagar no sólo toda la carrera sino incluso cada período escolar

- Indefinición sexual

- Interrupción abrupta del curso escolar (paros, huelgas, embarazo, paternidad, etc.)

- Las presiones que usualmente ejercen sobre los estudiantes sus padres cuando intentando trasladar a sus hijos sus frustraciones profesionales (los padres generalmente quieren, a toda costa, que sus hijos sean lo que ellos quisieron ser pero no pudieron)

- Locales de estudio de mala calidad (mala iluminación, mala ventilación, medios técnicos y/o audiovisuales en mal estado o inexistentes, ruidos, etc.)

- Mala orientación vocacional, que se traduce en temor a elegir o haber elegido incorrectamente una especialidad

- Malas relaciones con los colegas

- Malos planes de estudio

- muchas materias a vencer en un curso académico

- No conocer a nadie en la nueva escuela

- No realizar actividades prácticas

- No realizar evaluaciones

- No ser aceptado por el colectivo

- Problemas familiares (padres divorciados, etc.)

- Rivalidad entre los estudiantes por destacarse dentro del colectivo y por la preocupación de que existan compañeros con mejores calificaciones

- Sustitución del profesor

- Temor a no ser aceptado por el colectivo

- Tener demasiados profesores a la vez

- Tener doble sesión de clases diarias (generalmente en la mañana y en la tarde)

- Tener un solo profesor para varias materias

- Vivir muy lejos de la escuela.

El temor a desaprobar una asignatura y por ello perder un año escolar o hasta la carrera misma genera un tipo peculiar de estrés estudiantil, este es: El Estrés por Evaluación.

ESTRÉS POR EVALUACIÓN

Suele ocurrir cuando se acerca el período de exámenes. Se agudiza cuando no ha habido una preparación sistemática a causa del finalismo u otras razones.

❖ ESTRÉS LABORAL

DEFINICIONES DE ESTRÉS LABORAL:

- Se refiere al conjunto de fenómenos que ocurren en el organismo del trabajador, con la participación de los agentes estresantes lesivos, derivados directamente del trabajo o que con motivo de éste, pueden afectar la salud del trabajador.

- Conjunto de reacciones nocivas, tanto físicas como emocionales, que aparecen cuando las exigencias del trabajo superan las capacidades, los recursos o las necesidades del trabajador.

- Tiene lugar Cuando se produce un enfrentamiento entre los recursos que se disponen y los resultados que se esperan obtener. En este caso, por lo general, capital y tiempo disponibles son los componentes fundamentales de una ecuación en perenne pugna.

- Se refiere al desequilibrio percibido entre las demandas profesionales y la capacidad del trabajador para llevarlas a cabo.

- Desequilibrio sustancial entre las demandas que plantea un determinado trabajo y la respuesta de la persona para afrontar esa demanda, con la consecuencia del deterioro de la salud.

- Los japoneses definen el estrés laboral con el término "karoshi" que significa muerte por exceso de trabajo.

- Sobrecarga en las demandas, donde se presenta más información, estímulos inmediatos y de alta intensidad de los que el trabajador puede procesar.

Comúnmente no somos capaces de apreciar que estamos siendo víctimas del Estrés Laboral, pero si resulta palpable para las personas que nos rodean.

SE SABE QUE ESTAMOS SUFRIENDO DE ESTRÉS LABORAL CUANDO:

- Fuera del trabajo seguimos pensando obsesivamente en él.
- La jornada laboral se convierte en una tortura constante.
- No disfrutamos como antes la actividad que hacemos.
- Seguimos fatigados después de terminar los días de descanso y sobre todo habiendo concluido las vacaciones.
- Una de las causas fundamentales del Estrés Laboral es el trabajo excesivo, tanto desde el punto de vista cuantitativo como cualitativo.
- Hablamos de una Sobrecarga Cuantitativa cuando nos referimos al exceso de actividades laborales que un trabajador realiza en un lapso de tiempo específico.
- La Sobrecarga Cualitativa se refiere a las demandas excesivas que tiene un trabajador no acorde con sus habilidades y/o su preparación intelectual.

CAUSAS MULTIFACTORIALES DEL ESTRÉS LABORAL

1. Causado por Factores Ambientales.
2. Causado por Factores de Organización.
3. Causado por Factores del Grupo Laboral.
4. Causado por Factores Individuales.

1.- FACTORES AMBIENTALES

- Altitud
- Condiciones de desorden
- Condiciones peligrosas
- Espacio laboral reducido / hacinamiento / invasión del espacio personal
- Exposición a vibraciones
- Lugares tóxicos
- Mala infraestructura
- Muy poca, demasiada o muy brillante luz
- Polución (contaminación intensa del aire y/o el agua)
- Puesto de trabajo inseguro

- Radiaciones
- Riesgos permanentes
- Ruidos (desagradables, insoportables o intermitentes)
- Suciedad
- Temperaturas exageradamente calientes o frías.

2.-FACTORES DE ORGANIZACIÓN

- Cambio de turno laboral
- Carencia de planes de retiro
- Carencia de planes de trabajo
- Carencia de seguro
- Carencia de un plan del negocio
- Carencia de vacaciones
- Demasiadas horas de trabajo (compensadas o no)
- Desorganización laboral
- Estilo de trabajo no científico
- Excesiva o nula participación sindical
- Falta de capacitación

- Falta de equipamiento óptimo
- Falta de respaldo jurídico
- Fechas topes absurdas
- Hacer demasiados viajes
- Inestabilidad empresarial
- Incorrecto estilo gerencial
- Insuficientes recursos tecnológicos
- Interrupciones frecuentes
- Metas inalcanzables
- Monotonía laboral (trabajo aburrido / repetitivo / rutinario)
- Nuevas tecnologías
- Pobre o nula estimulación
- Poca o nula descentralización de tareas
- Pocas horas de trabajo
- Poco contenido de trabajo
- Reajustes en el centro de trabajo
- Realizar tareas rápidamente

- Simultanear varias tareas
- Tener que hacer mucho trabajo en poco tiempo
- Vacaciones no aprovechadas.

3.-FACTORES DEL GRUPO LABORAL

- Carencia de autonomía
- Carencia o pobre motivación laboral
- Competencia externa
- Competencia interna (entre miembros del colectivo)
- Conflictos entre los equipos laborales
- Conflictos interpersonales
- Correr falsos rumores
- Falta de lealtad de los empleados
- Envidia a los compañeros de trabajo / jefes / dueños
- Exceso de supervisión
- Incomunicación del colectivo con la gerencia
- Incomunicación del colectivo laboral
- No poder tomar decisiones

- Pobre apoyo logístico
- Rivalidades del colectivo con la gerencia.

4.- FACTORES INDIVIDUALES

- Alto grado de responsabilidad
- Asumir nuevas responsabilidades
- Bajo rendimiento
- Conflictos de roles en el trabajo
- Discriminación (por el sexo, la edad, la raza, las creencias, etc.)
- Disentir de las metas establecidas
- Enfrentar un nuevo empleo
- Escasez de empleos
- Exceso de calificación
- Imposibilidad de aportar iniciativas
- Incumplimiento de las expectativas
- Inestabilidad laboral
- Insatisfacción con los logros alcanzados
- Insuficiente calificación

- Insuficiente salario
- Jubilación
- Jubilación forzosa
- No ser promovido / reconocido
- Pérdida del empleo
- Pérdida del empleo de uno de los cónyuges
- Presión familiar respecto a la cantidad de horas de Trabajo
- Realizar tareas difíciles
- Ser ascendido
- Ser destituido
- Temor a fracasar
- Temor a perder el empleo
- Tener más de un empleo
- Tener que prestar constante atención
- Tomar decisiones bajo presión
- Trabajo inhumano
- Vivir lejos del trabajo (hacer un largo recorrido diariamente).

FACTORES ESTRESANTES DE CARÁCTER EXTRA-LABORAL CON INCIDENCIA EN EL ESTRÉS LABORAL:

- Deficiente alimentación
- Extrapolación de los conflictos personales al centro de trabajo
- Problemas conyugales
- Problemas de salud
- Problemas económicos
- Problemas sociales y políticos.

La moderna Psicología del Trabajo a la hora de medir la higiene y la seguridad laboral, en la actualidad toma en cuenta no sólo los riegos ambientales a los que el trabajador se ve expuesto sino que considera los parámetros psicosociales y fundamentalmente el nivel de estrés a que éste es sometido. Además, tiene presente que esta problemática atenta, hoy día más que nunca antes, contra la salud de los trabajadores; además, lo valora entre los riesgos profesionales y reconoce la importancia que tiene respecto a los accidentes, las bajas, el ausentismo, la estabilidad de las empresas, la producción y la productividad. Por tales razones, se hace necesario destinar la mayor cantidad de recursos posibles tanto para prevenir como para erradicar el Estrés Laboral.

EL ESTRÉS,

EL CEREBRO

Y

EL CORAZÓN

El cerebro funciona como un de detector de los peligros que pueden amenazar nuestro bienestar y nuestra salud, por esta razón cuando alguien está siendo sometido a situaciones de estrés, para protegernos, le envía señales de alarma al resto del cuerpo. De modo particular, una vez que el cerebro ha captado el estímulo agresor manda continuamente información al corazón, éste altera su ritmo y se produce entre ambos órganos a partir de ese instante una relación interactiva. Cuando se hace necesario huir o luchar (situación de estrés) el corazón acelera sus latidos (se incrementa la ejercitación cardíaca), se aumenta la presión sanguínea y el cuerpo se dispone a reaccionar. El corazón influye sobre la capacidad del cerebro para concentrarse y el cerebro influye sobre la capacidad del corazón para latir.

Cuando estamos expuestos al estrés por períodos breves de tiempo los efectos en el organismo son transitorios y hasta mínimos, debido a que el cuerpo humano está preparado para poder contrarrestarlos. Pero, cuando dicho estrés se torna persistente y además intenso el organismo suele deteriorarse indefectiblemente debido a lo que ha dado en llamarse neuro-toxicidad (exceso en particular de glucocorticoides). En este caso, suele ocurrir que el cerebro merma su función reguladora y dicta pautas nerviosas y hormonales que invalidan la inmunología del cuerpo.

El distrés puede traerle al cerebro implicaciones simples que se revierten rápidamente e implicaciones complejas tales como:

- Afección del Hipocampo (zona del cerebro relacionada estrechamente con el aprendizaje, el enfrentamiento natural al estrés y el sentido de la orientación).

- Atrofia o destrucción de las Dendritas (conexiones interneuronales).

- Daño o muerte neuronal.

- Decrecimiento de la zona del cerebro que tiene que ver con la memoria y por lo tanto pérdida de la misma.

- Destrucción de los receptores de la Adrenalina.

- Deterioro del Sistema Límbico (estructuras cerebrales que reciben, envían y regulan las informaciones originadas por las emociones).

- Disminución de la concentración.

- Envejecimiento prematuro del cerebro.

- Mala regulación de las hormonas que inciden en el Sistema Nervioso Central.

- Metamorfosis de la anatomía del cerebro.

CARACTERÍSTICAS DE LAS PERSONAS QUE SUFREN DE DISTRÉS:

- El ciclo del sueño se les altera.

- El nivel hormonal les varía.

- Generalmente sus rostros proyectan tristeza.

- Las plaquetas se le tornan viscosas y más propensas a formar grumos.

- Les aumenta el Colesterol malo (LDL).
- Les aumenta la presión arterial.
- Les disminuye la capacidad de producir neurotransmisores.
- Les aumentan los triglicéridos.
- Los receptores neuro-peptídicos en la superficie externa de las células de la piel se les trastornan.
- Producen un exceso de Cortisol y Adrenalina.
- Retienen Sodio.
- Se les dañan las plaquetas.
- Se les dificulta encontrarle soluciones a los problemas.

EL DISTRÉS GENERA VERDADERAS CADENAS DE PENSAMIENTOS:

- Distorsionados
- Irracionales
- Negativos
- Pesimistas.

Mediante muy serias investigaciones neurológicas ha sido demostrado que las personas que practican asiduamente el Yoga y las técnicas de relajación que le son afines como la meditación y el silencio absoluto, aumentan considerablemente la actividad Beta (agudeza mental) del hemisferio izquierdo del cerebro muy particularmente en las regiones occipital, media y frontal del mismo. Ello permite desarrollar ostensiblemente sus grados de atención y concentración mental, logrando disminuir *el Cortisol* (hormona del estrés) y *el Ácido Láctico* o Lactato en sangre que es otro exponente bioquímico del estrés.

Lo verdaderamente importante que se debe tener presente es que todo depende de la forma en que afrontamos las cosas; que la manera particular de analizar algo afecta de manera general la fisiología. Luego, de lo que se trata es de resolver los problemas en lugar de lamentarnos y aprender a reaccionar de modo consecuente ante las situaciones adversas que surgen en el transcurso de la vida. Tenga siempre en cuenta que el estado de su consciencia se puede controlar con el empleo voluntario del cerebro porque es absolutamente factible orientar en forma positiva al organismo para que utilice su capacidad sensorial a los efectos de auto-regular las funciones orgánicas y evitar así las tensiones que tanto le afectan.

Una presión sanguínea elevada afecta sobre todo al endotelio o parte interna de las Arterias Coronarias que le suministran la sangre al corazón (un órgano que mientras estamos vivos no para de trabajar). Téngase en cuenta que dichas arterias se estrechan y se ensanchan unas cien mil veces cada veinticuatro horas. Cuando sus paredes interiores se deterioran debido a la perjudicial acción de las sustancias químicas antes mencionadas, el organismo se las arregla creando una especie de placas selladoras; pero, con los inconvenientes de que con el transcurso del tiempo éstas van creciendo de tal modo que llegan a disminuir el lumen o abertura normal de las arterias, se calcifican y se endurecen. Como mecanismo de defensa, ante la presencia de un exceso de hormonas del estrés en el torrente sanguíneo, el corazón se dilata y acelera su ritmo a los efectos de proveerle al organismo más oxígeno, nutrientes e insulina para que pueda metabolizar más energías.

En las anteriores circunstancias, puede ocurrir:

- Agotamiento físico
- Angina de pecho
- Arritmia cardíaca
- Aumento de la presión sanguínea (hipertensión)
- Incremento del colesterol malo
- Infarto
- Liberación de coágulos de sangre
- Liberación de grasas de los tejidos a la sangre
- Limitación del flujo sanguíneo
- Muerte.

La mayoría de los soldados que participan directamente en una guerra sufren determinado tipo de arteriosclerosis (independientemente de la edad que tengan) debido al estrés a que son expuestos. El alto nivel de estrés hace que las persona asuman conductas que cuadruplican las posibilidades de padecer de enfermedades cardíacas y de morir por estas causas al tratar de calmarse / consolarse/ relajarse.

Entre las conductas anteriores las más comunes son:

- Alcoholismo
- Comer en exceso
- Tabaquismo
- Drogadicción.

Una de las características del corazón es la de transmitirle al resto del cuerpo su propio ritmo. De modo que cuando estamos felices late más lentamente y trasmite paz; cuando estamos estresados se acelera y nos envía señales de disfunción. Así las cosas, si usted "abre su corazón" para luchar contra las causas de su estrés evitará que un día un cirujano sea el que lo haga. La enfermedad viene de uno mismo y no nos damos cuenta. La medicina está en nosotros y no la usamos. Nuestro cuerpo está hoy en correspondencia con lo que pensamos y sentimos ayer.

LA BIOQUÍMICA
DEL ESTRÉS

Cuando los seres humanos estamos expuestos al estrés se desencadenan dentro del cuerpo innumerables reacciones bioquímicas debido a las secreciones de hormonas por parte de las principales glándulas. Las glándulas son un conjunto de células que fabrican y secretan sustancias llamadas hormonas.

Las hormonas son poderosas sustancias que afectan de una u otra forma nuestro metabolismo, regulando funciones fisiológicas específicas que hacen posible que el organismo trabaje equilibradamente.

Las secuelas del estrés sostenido para el cerebro dependen superlativamente del incremento de hormonas secretadas al torrente sanguíneo. El estrés tiene un muy alto grado de interconexión con el sistema endocrino del cuerpo, el cual incluye las siguientes glándulas:

- Adrenales
- Hipófisis
- Hipotálamo
- Paratiroidea
- Pineal
- Tiroidea.

ADRENALES

Se encuentran ubicadas en la parte trasera de la región abdominal y encima de los riñones (por eso también se les llama Suprarrenales). La función nerviosa de estas glándulas consiste en responder a situaciones de estrés secretando las Catecolaminas mediante las células cromafines que rodean a los vasos sanguíneos de la medula suprarrenal. Esto es, cuando se produce el estrés, los impulsos recibidos por el hipotálamo son transmitidos a las neuronas simpáticas pre-ganglionares que estimulan las células cromafines para que produzcan Adrenalina y Noradrenalina. Ambas hormonas aumentan la presión arterial, aceleran la frecuencia cardíaca y la respiración, aumentan la eficacia de la contracción muscular y elevan los niveles de Azúcar en la sangre para producir la energía suficiente que permita salir de esa situación.

HIPÓFISIS O PITUITARIA

Glándula ubicada en la base del cerebro detrás de las dos cavidades oculares. Es considerada por muchos biólogos la glándula endocrina más importante ya que regula la mayor parte de los procesos biológicos del organismo y es el centro alrededor del cual gira gran parte del metabolismo humano. En situaciones de distrés esta glándula incrementa la secreción de la hormona Adrenocorticotrópica (más conocida por ACTH) lo cual favorece la liberación de las hormonas Cortisol y Cortisona.

HIPOTÁLAMO

Glándula ubicada en el centro del cerebro. Regula el hambre, el apetito y la saciedad por medio de hormonas y péptidos (como la Colecistoquinina). También regula, entre otros, el nivel de neuro-péptidos, de la Glucosa y los ácidos grasos en sangre. Se encarga de mantener la temperatura del cuerpo constante, bien aumentando o disminuyendo la frecuencia respiratoria y la sudoración. Regula el ciclo del sueño y de la vigilia. Se ocupa de los factores liberadores o inhibidores de la sangre. Es capaz de producir neuro-hormonas; produce en los núcleos supra-ópticos y para-ventriculares la hormona llamada

Vasopresina, la cual se acumula en la Neuro-Hipófisis, desde donde es secretada; la Vasopresina regula el balance de agua en el cuerpo.

PARATIROIDEA

También conocida como HPT o Paratirina es una glándula ubicada al lado de la glándula tiroidea. Estimula en los intestinos la absorción de los alimentos y regula el Calcio en el organismo.

PINEAL O EPÍFISIS

Glándula ubicada en el techo del Diencéfalo, entre los Tubérculos Cuadrigéminos Craneales o Cuerpo Calloso del cerebro, en la denominada Fosa Pineal. Controla los biorritmos del cuerpo; determina el envejecimiento; en ausencia de luz produce la Melatonina para favorecer el sueño; se relaciona con las sensaciones de hambre, sed y deseo sexual.

TIROIDEA

Glándula ubicada en el cuello, debajo de la Laringe y frente a la Tráquea. Tiene una gran importancia en la regulación del metabolismo; favorece la producción de proteínas e incrementa el nivel de Oxígeno que las células demandan.

La activación hormonal que se produce en el organismo, desde el mismo momento en que el cerebro detecta una amenaza, involucra de modo particular a las denominadas "Hormonas del Estrés".

LAS HORMONAS DEL ESTRÉS SON:

- Catecolaminas
  (Dopamina, Epinefrina y Norepinefrina)

- Cortisol

- Encefalina.

CATECOLAMINAS

Las Catecolaminas se relacionan con el funcionamiento del sistema nervioso simpático y ayudan al organismo a prepararse para combatir el estrés.

- LA DOPAMINA está relacionada particularmente con el funcionamiento del corazón y los riñones. Se encarga de regular tanto el dolor como el placer en general. Cuando su presencia en el organismo aumenta, paralelamente también aumenta la Endorfina lo que hace que disminuya el dolor.

- LA EPINEFRINA (más conocida como Adrenalina) es una muy potente hormona secretada sobre todo en los momentos de peligro por las glándulas suprarrenales; aumenta la concentración de la Glucosa tanto en la sangre hepática como en la muscular; aumenta la tensión arterial; puede estimular al cerebro para que produzca Dopamina y el cuerpo reciba así una sensación de bienestar; aumenta la respiración y dilata la pupila; estimula el estado de alerta y aumenta el flujo sanguíneo hacia el cerebro. Produce tanta excitación y energía como la Morfina. La Epinefrina puede crear adicción en los seres humanos, tal como lo hace cualquier otra droga en las personas que están permanentemente expuestas al estrés.

- LA NOREPINEFRINA, también es conocida como Noradrenalina. Está asociada por lo general con la depresión, la ira, el sueño y el placer sexual. Es de suma importancia para el sistema nervioso y para darle energías al cuerpo. Si no se cuenta con la debida cantidad nos sentiremos cansados y obviamente con deseos de no realizar ninguna actividad.

CORTISOL

El Cortisol se ubica en los tejidos finos de las estructuras celulares; permite producir la energía que se requiere para poder lidiar con el estrés. Es producido por la acción de la hormona Adrenocorticotropa más conocida por A.C.T.H.

Al Cortisol se le conoce también como Hidrocortisona. Es el Glucocorticoide de más importancia en la vida de los seres humanos (y de la mayoría de los animales vertebrados) debido a que regula funciones tan vitales como:

- Cardiovascular
- Homeostática
- Inmunológica
- Metabólica.

Los Glucocorticoides son hormonas que se comportan en forma diametralmente opuestas a la Insulina en sangre y actúan sobre el metabolismo de las grasas y las proteínas. Las personas saludables suelen experimentar un aumento del Cortisol al despertar, lo cual las prepara para enfrentar lo que les depara el día. Los efectos del Cortisol se producen tanto a nivel fisiológico (con un aumento de la cantidad de Glucosa en sangre para suministrar energía) como a nivel cognitivo ya que influye en el grado de alerta y en la capacidad para consolidar una información o recuperarla.

Cuando la estimulación estresante se prolonga por mucho tiempo, el exceso de hormonas del estrés se convierte en algo nocivo para el organismo y lo afecta seriamente.

El exceso de Cortisol atenta de forma considerable contra el Telómetro o reloj biológico-celular, lo cual acelera notoriamente el envejecimiento. De forma simultánea, el hipercortisolismo genera también un estado de alerta tal en el cuerpo que llega a afectar la calidad del sueño e incluso produce insomnio. En algunas ocasiones las personas quedan extenuadas pero sin posibilidades de poder dormir. Paralelamente el cuerpo puede sufrir:

- Hipertensión
- Inflamaciones (debido a la retención de líquido)
- Osteoporosis.

ENCEFALINA

La Encefalina (al igual que la Endorfina) es un péptido opioide con función analgésica natural para nuestro cuerpo y causa sensación de bienestar.

A las sustancias ya mencionadas también se les conocen técnicamente como "Aminas" y no son más que trasmisores que los nervios utilizan para intercambiar información, actuando así como verdaderos mensajeros bioquímicos del cerebro. Cuando, debido a la acción del estrés intenso se producen alteraciones en dichos mensajeros tienen lugar contactos defectuosos en "el cableado" del cerebro que implican muy perjudiciales efectos sobre el sistema nervioso, interferencias emocionales y mentales así como daños corporales.

ANTE LA PERSISTENCIA DEL ESTRÉS, TAMBIÉN SE ALTERAN:

- Glucagón (encargado de la formación de Glucosa).
- HGH (hormona del crecimiento).
- Serocortisol (indicador de activación fisiológica relacionado con enfermedades del corazón y reacciones de estrés).
- Aldosterona (aumenta la retención de Sal y líquido).
- Angiotensina (aumenta la presión arterial).
- Corticosterona (catalizador metabólico encargado de la síntesis de las proteínas).
- Glucosa (encargada de la energía celular).
- Hormona Antidiurética (activa la absorción de agua).
- Insulina (reguladora de la glucosa en la sangre).
- Oxitocina (relacionada con el movimiento de los músculos).
- Quimosina (aumenta la presión arterial).

- Renina (reguladora de la presión arterial).

- Serotonina (regula el apetito mediante la saciedad, influye en nuestro estado de ánimo, produce sensación de relajación y bienestar, equilibra el deseo sexual, funciona como una especie de reloj interno del cuerpo determinado los ciclos de la vigilia y el sueño). La Serotonina controla: la actividad cognitiva, la actividad motora, la percepción y la temperatura corporal.

- Aminoácidos (encargados de formar las proteínas).

- Factores de coagulación de la sangre.

Todos los procesos bioquímicos antes descriptos ocurren de manera involuntaria y son parte integrantes de nuestra programación para garantizar la supervivencia ante ciertos estímulos en un determinado momento, pero, no estamos aptos para enfrentarlos de manera permanente. Las células nerviosas están programadas para ser estimuladas, pero no para ser sobre-estimuladas. Esto es, no todo el tiempo contamos con los recursos idóneos para hacerle frente a la secreción de las hormonas del estrés y cuando ellos se nos agotan afloran los trastornos y en general disminuye nuestra calidad de vida.

El funcionamiento del cerebro, del sistema inmunológico y del sistema endocrino se ve directamente afectado a nivel celular por cada una de nuestras emociones y por cada uno de nuestros pensamientos, lo cual se lleva a cabo gracias a la acción mediadora de las sustancias bioquímicas llamadas Neuropétidos.

Como ya señalamos antes, el incremento de las hormonas del estrés en el cuerpo hace que se acelere el metabolismo de las proteínas, las grasas y los carbohidratos para que el organismo disponga rápidamente de energías.

PARALELAMENTE EL SISTEMA EXCRETOR EXPULSA DEL CUERPO:

- Aminoácidos
- Calcio
- Fósforo
- Magnesio
- Potasio.

Los seres humanos somos los únicos organismos vivos en nuestro planeta que tenemos la capacidad real de transformar nuestro sistema biológico a partir de las características de nuestros sentimientos y pensamientos. Todas y cada una de las estructuras celulares del cuerpo están permanentemente al tanto de nuestra manera de sentir / pensar y en consonancia con ello se modifican.

ENTRE OTRAS SECUELAS, UN ESTADO DEPRESIVO INTENSO PUEDE LITERALMENTE:

- Afectar el equilibrio fisiológico
- Aniquilar nuestra inmunología
- Aumentar la presión arterial
- Crear un desbalance hormonal
- Elevar los niveles sanguíneos del Colesterol malo.

Ante la evocación de una experiencia emocional dolorosa (independientemente de cuándo ésta haya sucedido) la bioquímica cerebral reacciona de manera contraproducente. Dicho de otro modo: al rememorar un evento negativo ocurrido en el pasado y sin tener en cuenta su antigüedad, las secuelas para el cuerpo serán siempre similares.

Tenga presente que: mientras las emociones y pensamientos positivos contribuyen y favorecen una buena salud, los pensamientos negativos la deterioran.

EL ESTRÉS Y EL DOLOR

En su libro "El Poder de la Mente" Arthur y Ruth Winter plantean que:

"El dolor es, básicamente, un mecanismo de protección. El cerebro recibe las señales que envía el dolor para que nos demos cuenta de que algo anda mal en alguna parte de nuestro cuerpo y que debemos tomar medidas para solucionarlo. Lamentablemente, después de que el dolor nos ha informado que algo no funciona bien, las molestas señales de dolor continúan siendo recibidas por el cerebro.

El dolor constituye una forma intensa y común de estrés. Las víctimas de tortura lo ilustran de manera muy gráfica. Así como el temor nos prepara para luchar o para huir, el dolor avisa al cerebro de que algo está dañando nuestro cuerpo. Las terminaciones nerviosas que reaccionan al dolor se llaman nociceptores (del griego, "noci": nocivo). Estos nociceptores se encuentran en la piel, en el tejido que recubre los músculos, en los órganos internos y en la membrana que rodea los huesos y la córnea de los ojos.

Existen dos niveles de reacción. El primero se produce casi como un movimiento reflejo: uno toca el agua de la bañera con el dedo del pie, y si está muy caliente, lo retira de inmediato. Además, existen molestias y dolores prolongados. En el primer caso, el mensaje rápido del dolor es llevado por delgadas fibras mielíticas. En el segundo caso, las fibras mielíticas y de transmisión lenta producen un dolor difuso y molesto.

Las fibras de conducción rápida establecen conexiones con el tálamo, donde se encuentran las fibras que proyectan el mensaje a las zonas sensoriales y motrices del cerebro superior, la corteza. Esto nos permite establecer con exactitud dónde se ha producido el daño, cuán grave es y desde cuándo se prolonga.

Las fibras de conducción lenta se comunican con numerosas áreas del cerebro, como el Hipotálamo, el Tálamo y las áreas "emocionales" del Sistema Límbico. Se cree que el sistema rápido nos aleja del peligro inmediatamente y el sistema lento nos recuerda que debemos actuar con calma porque tenemos una lesión.

Existe también un neurotransmisor, muy estudiado en la actualidad, la sustancia P, sustancia química nerviosa que se forma rápidamente después de una lesión. Cuando se encuentra en un segmento de la médula espinal en grandes cantidades, los impulsos dolorosos que llegan a ese segmento son realzados y aumentados en su transmisión al cerebro. La sustancia P también se encuentra en las células cerebrales, de modo que es probable que desempeñe otras funciones además de la transmisión de impulsos dolorosos.

El neuroinmunólogo Donald G. Payan, profesor adjunto de medicina de la universidad de California, en San Francisco afirmó en ocasión de un congreso de la Asociación Norteamericana para el Avance de la Ciencia que tuvo lugar en Los Ángeles que había rastreado la sustancia P con ayuda de la radioactividad y de una sustancia fluorescente. Descubrió que se une fácilmente con los linfocitos T, un tipo de glóbulos blancos que estimula el sistema inmunológico del organismo. Él y otros investigadores piensan que la sustancia P está probablemente relacionada con enfermedades autoinmunes, tales como la Artritis y las alergias, en las cuales las defensas orgánicas son demasiado activas y lesionan los tejidos.

Las Endorfinas son neurotransmisores autoproducidos que contrarrestan el dolor y otras tensiones, una vez que han reconocido la existencia del peligro. De no contar con ese sistema, seríamos incapaces de pensar en salvarnos o en hacer algo cuando experimentamos un dolor. Las células cerebrales que elaboran Endorfinas se encuentran concentradas en el sistema límbico, esa parte del cerebro que está estrechamente vinculada con las emociones intensas. Esta conexión aparente entre las sustancias naturales que alivian el dolor y los centros cerebrales emocionales, indujo a los investigadores a preguntarse si podría explicar el efecto de los placebos (del latín, complacer). El placebo es una sustancia inerte; puede ser una píldora de Azúcar o una inyección salina que se suministra a los pacientes, los cuales creen que están recibiendo un medicamento potente.

Pacientes a quienes se debía extraer la muela del juicio, que es un proceso doloroso, se presentaron voluntariamente a ser sometidos a una prueba para verificar el efecto placebo. Los científicos administraron Morfina a un grupo e inyectaron una solución salina a otro grupo. Comprobaron que el 33,33% de los que recibieron la inyección salina inerte experimentaron un notable alivio del dolor. Luego los científicos suministraron dosis de Naloxona, droga que interfiere en la producción orgánica de Endorfinas. Las personas que habían sido aliviadas por el placebo experimentaron agudos dolores. Esto demostró, según los investigadores, que los voluntarios que habían recibido las inyecciones salinas y presentaron una disminución del dolor, habían recibido los beneficios de su propia producción aumentada de Endorfinas. También se demostró que el efecto placebo no era un misterio relacionado con el poder de la mente sobre la materia, sino que se fundamenta sobre la materia: las sustancias químicas del cerebro. Y, tal como ocurre con la Morfina, las sustancias orgánicas semejantes a la

Morfina pueden provocar adicción. El Dr. Bessel A. Van der Kolk, profesor de psiquiatría de la escuela de medicina de Harvard, y otros investigadores demostraron que el estrés prolongado activa, como la administración de narcóticos, los receptores de opiáceos en el cerebro de los animales. Cuando se suministró Naloxona, sustancia que contrarresta el efecto de los narcóticos a animales estresados (o bien se suprimió la causa del estrés), éstos presentaron los síntomas de la suspensión de drogas. Esto ha llevado a pensar que los animales crónicamente estresados pueden llegar a depender físicamente de las sustancias narcóticas que fabrica su organismo, las cuales son secretadas por el cerebro para aliviar el dolor y otras tensiones.

Edgar Wilson, médico, y Carol Schneider, de la universidad de Colorado, sugirieron, en el congreso de la Biofeedback Society of América que una de las causas del dolor crónico puede deberse al hecho de que el cerebro es bombardeado por sensaciones dolorosas provenientes de una zona del cuerpo durante un período prolongado. Entonces tiende a tornarse cada vez más sensible a esas sensaciones porque se agota el suministro del narcótico producido por el organismo.

Según Wilson y Schneider, otra de las causas del dolor crónico puede radicar en el hecho de que el cerebelo, que controla los movimientos, desarrolla un esquema de movimientos irregulares porque los músculos afectados han perdido la sincronía.

Señalan que cada uno de nosotros tiene un lado del cuerpo que actúa como sostén y otro que actúa como pivote; por lo general, el hemisferio dominante del cerebro es el que lo determina. Si usted es diestro, tenderá a sostenerse sobre el pie derecho cuando conversa y a usar el lado izquierdo como eje cuando se mueve.

Comprobaron que la diferencia entre los pacientes que sufren de dolor crónico y las personas que normalmente corren entre 3 y 5 kilómetros por día residía en la marcada diferencia que presentaban en su manera de moverse. Los pacientes con dolor crónico tienden a caminar arrastrando los pies, con los hombros inclinados hacia delante, la cabeza baja y los dedos de los pies ligeramente curvados hacia adentro; la orientación general del movimiento del cuerpo es transversal. Los corredores, en cambio, orientan el movimiento del cuerpo de una manera vertical; llevan los hombros hacia atrás y la cabeza erguida. Los corredores avivan el paso en lugar de resistirse a él.

Los investigadores de Colorado afirmaron que se puede prevenir la formación de zonas dolorosas en los músculos acentuando la simetría de los movimientos y mejorando la postura del cuerpo:

- Controle la simetría de sus movimientos observando su viejo par de zapatillas de tenis. ¿Están gastadas de manera simétrica o existe una acentuada diferencia entre la zapatilla izquierda y la derecha?

- Mire un filme o videotape de sus movimientos en cámara lenta y trate de observar cuáles son las partes del cuerpo que mantiene hacia atrás cuando se mueve.

Estos científicos atribuyeron el dolor crónico no sólo al desequilibrio de los movimientos, sino también al neurotransmisor denominado Serotonina. Se cree que la Serotonina inhibe los movimientos reflejos y puede agotarse por efecto de los espasmos. ¿Cómo pueden interrumpirse los mensajes dolorosos que se dirigen al cerebro?

Sabemos que puede hacerse quirúrgicamente mediante la práctica de pequeñísimas incisiones con instrumentos muy delicados en la médula espinal o en el lóbulo frontal del cerebro. Este método mecánico "corta" la comunicación del dolor, aun del más intenso. También podemos hacerlo químicamente, con productos farmacéuticos, pero el resultado no es tan efectivo. Sin embargo, a medida que los científicos sepan más acerca de los neurotransmisores cerebrales, contaremos con analgésicos más efectivos. Lo aprendido hasta ahora explica en apariencia la acción eficaz del método más antiguo de controlar el dolor: la contra irritación. La acupuntura, por ejemplo, que se remonta a 2.000 años atrás, consiste en introducir agujas en los tejidos para producir una profunda sensación de dolor. Las ventosas, casi tan antiguas como la acupuntura, producen lastimaduras dolorosas. Los vietnamitas frotan una moneda contra la piel para combatir el dolor. En la actualidad, los entrenadores de los atletas emplean hielo para tratar las lesiones. El hielo provoca dolor, lo mismo que la estimulación eléctrica. Los estimulantes transcutáneos (que atraviesan la piel) son aparatos electrónicos muy populares que se usan para aliviar toda clase de dolores, desde los más leves hasta los más agudos. El dolor inhibe al dolor, probablemente porque una percepción dolorosa interfiere con la otra y, provoca la liberación de neurotransmisores. ¿Hasta qué punto controlamos nuestros propios neurotransmisores? Potencialmente tenemos gran cantidad de ellos, pero así como no empleamos en plenitud nuestra capacidad de aprender y realizar, tampoco empleamos nuestro poder para modular los diálogos que mantienen nuestros cerebros con nuestros cuerpos".

EL ESTRÉS

SEGÚN EL SEXO

A continuación analizaremos los argumentos que permiten afirmar que los hombres y las mujeres interactúan con el estrés de forma diferente. Ello debe ser tomado en cuenta tanto por los psicoterapeutas para poder dar un tratamiento efectivo en el alivio de las tensiones emocionales a cada género como por las parejas a los efectos de lograr una mejor comprensión del cónyuge o compañero sentimental.

La mal llamada "liberación de la mujer" en la práctica ha significado una especie de esclavitud de nuevo tipo ya que además de tener que cuidar y educar a sus hijos, ser esposa y ama de casa como tradicionalmente lo fue, ahora tiene que ser también trabajadora. Hablamos aquí de "la doble jornada laboral" a la que generalmente es sometido el mal llamado sexo débil. A diferencia de los hombres, las mujeres sufren una especie de estrés un tanto subliminal debido a las razones siguientes:

- Afrontar el crecimiento desmedido o por el contrario la falta de crecimiento de los senos.
- Experimentar deformaciones en su cuerpo (causadas, entre otras razones, por el aumento del peso, el envejecimiento y la maternidad).
- Limitar su desarrollo intelectual y profesional para poder cuidar los hijos y el hogar.
- Llevar la carga del embarazo.
- No contar con el debido reconocimiento social por el sobre esfuerzo que realizan.
- Padecer la falta de agradecimiento de los hijos.

- Realizar cotidianamente actividades monótonas y rutinarias.

- Ser acosadas sexualmente.

- Ser madres solteras.

- Ser una súper-persona.

- Soportar el machismo.

- Sufrir violencia doméstica (recibir maltratos físicos y/o verbales).

- Tener que atender a familiares enfermos o impedidos.

- Tener que estar siempre bien presentables (tienen que ser bonitas, no se pueden arrugar, no le pueden salir canas, etc.).

- Tener que fungir como anfitrionas.

- Tener que ganar menos que un hombre que desempeña su misma actividad laboral.

- Tener que lidiar con niños que todavía no saben hablar o que tienen discapacidades.

- Trabajar largas horas en la soledad del hogar.

Además de presentar la sintomatología del estrés común a ambos sexos las mujeres también pueden presentar, debido a sus características particulares, las siguientes dolencias:

- Amenorrea (desaparición de la menstruación)
- Anorgasmia (inhibición / ausencia / insuficiencia de orgasmos)
- Depresión de postparto
- Dismenorrea (menstruación dolorosa)
- Frigidez (ausencia de excitación sexual)
- Esterilidad
- Melancolía menopáusica
- Tensión premenstrual
- Vaginitis (inflamación de la vagina).

LAS MUJERES SUFREN MÁS QUE LOS HOMBRES LOS SIGUIENTES TRASTORNOS:

- Anorexia
- Bulimia
- Depresión
- Neurosis de ansiedad.

Las mujeres manejan el estrés de una forma especial: se ocupan (protegen y cuidan a sus hijos) y comparten con sus amistades (buscan apoyo social). Quizás están mejor preparadas congénitamente que los hombres para enfrentar el estrés debido a que en ellas predomina el hemisferio izquierdo del cerebro (que rige las cuestiones de la lógica, las definiciones y el lenguaje). Por esta razón, ellas son capaces de auto-controlarse más ante el estrés, presentan menor grado de agresividad y pueden desarrollar mejor que los hombres estrategias para enfrentarlo.

Los organismos de las mujeres producen químicos que les proveen una gran fortaleza; uno de ellos es la Oxitocina, que tiene un efecto calmante en momentos de estrés; es el mismo químico que se libera durante el parto y que se encuentra en niveles más elevados en las mujeres que amamantan, las cuales son más calmadas y más sociables que aquellas que no lo hacen.

Las mujeres también poseen la hormona Estrógeno, que en esencia sobredimensiona los efectos de la Oxitocina. La peculiar fisiología femenina, tan diferente a la del hombre, hace que experimente tres tipos sui géneris de estrés, a saber:

1.- El estrés relacionado con el embarazo

2.- El estrés relacionado con la menopausia

3.- El estrés relacionado con la menstruación.

ESTRÉS RELACIONADO CON EL EMBARAZO

El embarazo está asociado con las transformaciones que se experimentan en el cuerpo y en la mente de la mujer. Se les afecta la estética, sobrevienen las preocupaciones, tensiones, temores, la incertidumbre y los problemas relacionados con las expectativas de la espera típicas de este difícil período de sus vidas. Todo esto crea las condiciones para la existencia de un Estrés de Postparto, que se acrecienta mucho cuando el alumbramiento es traumático.

El Estrés del Postparto es un proceso que debuta típicamente cuando la madre y el niño se encuentran en el hogar. Se debe a los recuerdos y los pensamientos negativos y recurrentes que angustian a la mujer. Los síntomas más notorios que ella experimenta son la ansiedad y la inseguridad respecto a su salud y la de su hijo. También ocurre un desbalance hormonal que trae aparejado secuelas emocionales que afectan las relaciones socio-familiares y en especial la relación con su compañero.

Antes de concluir este tema, quiero recomendarles a las mujeres embarazadas que hagan todo lo posible por no exponerse a situaciones de tensión emocional ya que dado el caso de existir un alto nivel de hormonas del estrés presentes en su torrente sanguíneo ello podría afectarle al feto con secuelas permanentes en su hipocampo (zona del cerebro relacionada con la memoria a corto y largo plazo así como con el aprendizaje).

ESTRÉS RELACIONADO CON LA MENOPAUSIA

La menopausia es un proceso asociado al envejecimiento de la mujer, que ocurre usualmente entre los 45 y los 55 años de edad y se caracteriza por la pérdida de la menstruación a partir de una disminución lenta pero constante de las hormonas Progesterona y Estrógeno.

El cambio de vida femenino trae aparejado conjuntamente con el estrés los siguientes síntomas:

- Aumento de peso corporal y/o grasa abdominal
- Cambios anímicos
- Cambios vaginales (estrechez, hipersensibilidad, propensión a las infecciones y resequedad)
- Cansancio
- Depresión
- Inapetencia sexual
- Insomnio
- Mareos
- Pérdida de la densidad ósea (disminución de la estatura, fracturas y osteoporosis)
- Pérdida de la fertilidad
- Pérdida de la memoria
- Pérdida del cabello

- Problemas con la concentración
- Problemas renales (ardor y/o dolor al orinar, incontinencia, etc.)
- Sensación de calor
- Sudoración excesiva
- Tensión muscular.

ESTRÉS RELACIONADO CON LA MENSTRUACIÓN

La menstruación es un proceso de gran complejidad que acciona el funcionamiento del ciclo reproductor alterando la bioquímica del cuerpo de la mujer. Al igual que en el estrés generado por la menopausia, en el estrés asociado a con la menstruación, se produce un decrecimiento notorio de la Progesterona y el Estrógeno lo cual hace que también se altere desde el punto de vista emocional. Durante el transcurso del ciclo menstrual se producen notorias variaciones en la vulnerabilidad y la sensibilidad femenina.

Aunque cada mujer es un universo independiente, la sintomatología general asociada al estrés causado por la menstruación es la siguiente:

- Ansiedad
- Alergias
- Depresión
- Dolor de cabeza

- Dolor estomacal
- Fluctuaciones atípicas en el deseo sexual
- Fatiga
- Inflamaciones
- Irritabilidad
- Mal humor
- Nerviosismo
- Problemas renales
- Retención de líquido, etc.

Si además de experimentar los malestares inherentes a estos tres tipos de estrés femeninos que hemos analizado antes, las mujeres no cuentan con el apoyo ni con la comprensión de sus amistades, compañeros de trabajo, cónyuge (o compañero sentimental) en esos difíciles momentos de sus vidas, su estrés se agudizará.

La lectura femenina de cualquier problemática suele ser más pesimista que la de los hombres. Mientras que a las mujeres el estrés, por lo general, les afecta fundamentalmente sus sentimientos (generalmente se deprimen) a los hombres les afecta en esencia su comportamiento (generalmente se tornan agresivos / impulsivos / violentos).

Las mujeres son más sensibles y por lo tanto su autoestima es más frágil que la de los varones. Para ellas, lo trascendente es la parte afectiva de las adversidades; mientras que para ellos lo importarte realmente es la repercusión efectiva de las mismas. El estrés típico de las mujeres tiene características endógenas porque ellas se concentran en su interior, en su propia biología, en sus emociones y le restan importancia a la problemática exterior. Por su parte, el estrés de los hombres tiene características exógenas ya que les interesa, ante todo, resolver los problemas externos.

Sometidos a la misma intensidad de estrés, los hombres sufren menos si están acompañados de sus mujeres, y viceversa (las mujeres lo sufren más si están en presencia de sus compañeros). Si están acompañados por sus mejores amistades, los hombres sufren más el estrés mientras que las mujeres lo sufren menos. Esto nos permite concluir que respecto al estrés ambos sexos no se benefician de igual modo del apoyo social.

Los hombres que son víctimas del estrés al igual que las mujeres sufren alteraciones hormonales, pero curiosamente en similares condiciones, producen muchas más hormonas del estrés que las mujeres y presentan incluso mayor cantidad de trastornos cardiovasculares por esta misma razón. Esto hace que se les afecte negativamente la potencia sexual. De tal suerte, les disminuye considerablemente la Testosterona que es la hormona encargada de promoverles la sexualidad y paralelamente les aumenta la Prolactina que es la hormona encargada de limitarles dicha potencia. A tenor de esta hipersensibilidad ante el estrés, en tales circunstancias, a los varones les disminuye el apetito y la excitación sexual; lo que se traduce en: baja autoestima, cólera, hostilidad e irritabilidad.

La mayor parte de las personas que están expuestas a un acontecimiento traumático y estresante padecen algunos síntomas de trastornos de Estrés Postraumático en los días y semanas que siguen al acontecimiento, pero los síntomas suelen desaparecer. Sin embargo, aproximadamente el 8% de los hombres y el 20% de las mujeres desarrollan una variedad crónica o de larga duración de este tipo peculiar de estrés que continúa por el resto de sus vidas.

Un estudio realizado en la Universidad de Toronto en Canadá llegó a la conclusión de que las hijas sufren más el Estrés del Cuidador que los hijos cuando tienen que atender a sus padres enfermos (con los cuales no tienen muy buenas relaciones familiares). Recientemente quedó demostrado mediante una investigación científica que las mujeres estresadas se calman consumiendo Café mientras que los hombres cuando lo ingieren se alteran. Por otra parte, se sabe que en la actualidad, las mujeres están mayormente afectadas por el estrés conyugal, mientras que los hombres sufren más debido al estrés laboral.

Continuando los postulados de Richard Lazarus, actualmente los psicoterapeutas seguimos investigando la propensión, la posible predisposición y la forma en que reaccionan los diferentes tipos de personalidades de ambos sexos ante el estrés.

SEÑALES PSICO-FISIOLÓGICAS DEL ESTRÉS

El estar estresado implica que se activen y se alteren, en los seres humanos, una considerable cantidad de factores de carácter bio-psico-sociales que aumentan notoriamente el nivel de actividad conductual, cognitiva y fisiológica. Como ya señalamos, de manera inmediata esto resulta inofensivo o de poco riesgo para nuestra salud y los síntomas cesan una vez que desaparecen los estímulos estresantes. Pero, cuando la respuesta estrés se hace sistemática, aguda, duradera o muy duradera debido a que no se eliminan / resuelven los factores estresantes, el organismo es sometido a un estado de perenne alerta que desencadena reacciones negativas / perjudiciales tanto para el cuerpo, sus órganos y funciones como para nuestra mente ya que no estamos debidamente preparados para tolerarlas.

NUESTRO CUERPO NO FUE CONCEBIDO PARA:

- Estar todo el tiempo con la presión arterial alta.
- Mantener en el torrente sanguíneo altos niveles de: Azúcar, Colesterol, grasas y hormonas.
- Permanecer todo el tiempo con el pulso elevado.
- Tener los músculos tensos permanentemente.

Cuando el estrés en tanto mecanismo que nos garantiza la supervivencia se convierte (por las razones antes expuestas) en distrés, con sus inherentes desequilibrios y desgastes se pueden provocar en nuestro organismo (a corto, mediano y largo plazo) una enorme cantidad de secuelas.

POSIBLES SECUELAS DEL DISTRÉS

- Aburrimiento
- Acidez estomacal
- Afecciones dermatológicas
- Agitación
- Agotamiento
- Agresividad
- Aislamiento
- Alergias
- Alopecia (pérdida del cabello)
- Alteración química en los huesos
- Alteración del ritmo cardíaco
- Angina de pecho
- Angustia
- Anorgasmia
- Ansiedad / hiperactividad
- Apatía
- Arritmias cardíacas

- Asma
- Astenia (debilidad / falta de energía)
- Ataques de pánico
- Atrofia del sistema linfático
- Atrofia del encéfalo
- Aumento del colesterol malo
- Aumento del deseo de consumir lo que nos gusta
- Aumento del deseo de comer
- Aumento del deseo de consumir drogas
- Aumento del deseo de fumar
- Aumento del deseo de ingerir alcohol
- Aumento de la presión arterial
- Autoagresión
- Autoestima baja
- Autocrítica exagerada
- Baja productividad
- Bloqueo mental
- Cambios en el apetito

- Cambios en los hábitos de evacuación (diarrea o estreñimiento)
- Cansancio físico
- Cansancio mental
- Caries dentales
- Cefalea (dolor de cabeza)
- Colitis
- Conductas temerarias (de riesgo)
- Confusión
- Contracción arterial
- Debilitamiento del sistema inmunológico
- Depresión (hipo-activación)
- Desánimo
- Descontento personal
- Desequilibrio químico del cuerpo
- Desesperación
- Desestabilización de los factores de coagulación de la sangre
- Diabetes

- Dificultad en la mujer para quedar embarazada
- Disfunción familiar
- Disfunción laboral
- Disfunción renal
- Disfunción social
- Disminución de la atención
- Disminución de la capacidad intelectual
- Disminución de la libido (deseo sexual)
- Disminución de la potencia masculina (disfunción eréctil)
- Disminución o pérdida de la capacidad de organizar y/o planear
- Dispepsia (disfunción digestiva)
- Dolor de cintura
- Dolor de espalada
- Dolor de garganta
- Dolor en el cuello
- Dolor de estómago
- Drogodependencia

- Eczemas
- Enfermedades cardiovasculares
- Enfermedades reumatoides
- Enfriamiento de las manos
- Enfriamiento de los pies
- Enojo
- Entumecimiento
- Envejecimiento precoz
- Estados de shock
- Eyaculación precoz
- Falta de concentración
- Falta de deseos de trabajar
- Fatiga (tanto física como mental)
- Fatiga crónica
- Frustración
- Ganancia de peso (por comer demasiado)
- Halitosis (mal aliento)
- Hiperplasia de la corteza suprarrenal

- Hipersensibilidad
- Hipertensión arterial
- Hiperventilación
- Hipoxia aparente (sensación de ahogamiento)
- Herpes
- Hinchazón del estómago
- Hormigueo
- Hostilidad
- Indigestión
- Infarto cardíaco
- Infertilidad
- Inflamación de las encías
- Inhibición del sistema nervioso parasimpático
- Imposibilidad de caminar
- Incomunicación
- Inquietud
- Insatisfacción

- Involución del Timo
- Ira
- Irregularidad de la menstruación
- Irritación de las úlceras estomacales
- Irritabilidad
- Liberación de ácidos grasos
- Ludopatía (impulso irreprimible de jugar)
- Llanto
- Mal humor
- Marchitamiento de la piel
- Midriasis (dilatación de la pupila)
- Migraña
- Náusea
- Nerviosismo
- Neurosis
- Palpitaciones rápidas
- Pensar en el suicidio
- Pérdida de la calidad de vida

- Pérdida de la memoria
- Pérdida de peso (por no comer)
- Perturbación en los hábitos alimenticios
- Psicosis
- Pesimismo
- Predominio del sistema nervioso simpático
- Preocupación
- Puños cerrados y apretados
- Ralentización de la motilidad intestinal (digestión lenta)
- Resentimiento
- Sarpullido
- Sensación de irrealidad
- Síndrome de colon irritable
- Sobreactuación
- Somnolencia
- Sudoración excesiva
- Sufrimiento
- Suspensión de la menstruación

- Taquipnea (aumento de la frecuencia de la respiración)
- Taquicardias (palpitaciones rápidas)
- Temblores
- Temor
- Tensión / rigidez / dolor músculo-esqueletal
- Tics nerviosos
- Trastornos cardiovasculares
- Trastornos de la personalidad
- Trastornos gastrointestinales
- Trastornos respiratorios
- Trastornos del sueño (despertar temprano, dormir inquieto, dormir poco, insomnio y pesadillas)
- Trombosis
- Tristeza
- Urticaria
- Vasoconstricción periférica
- Vómitos
- Zumbido en los oídos.

Habiendo conocido esta información, usted determinará cuál o cuáles de estos síntomas le resultan familiares en situaciones de estrés y tomará las medidas pertinentes lo antes posible para evitar mayores complicaciones. Recuerde que el estrés aumenta la posibilidad de contraer enfermedades debido, entre otras razones, al deterioro que sufre el sistema inmunológico cuando lo padecemos. Tenga siempre en cuenta que el estrés es el efecto y no la causa de nuestros problemas.

El estrés es la expresión adaptativa y sintomatológica de que algo está mal en nosotros, de que algo anormal nos está ocurriendo y no una patología o enfermedad como muy comúnmente se piensa; luego, no basta con eliminar sus consecuencias solamente sino que lo más importante es eliminar sus causas.

SOLUCIONES AL ESTRÉS

De manera general, en la actualidad solemos llevar una carga de estrés mayor de la que deberíamos. A menudo ni siquiera estamos conscientes de nuestras tensiones emocionales. En este sentido, recomendamos prestarle mucha atención a su cuerpo para que sepa cuándo es que por este concepto se está afectando su salud. A continuación ofrecemos soluciones expeditas que están a su alcance para poder eliminar o minimizar el estrés.

1. - ADMINISTRE SU TIEMPO

Muchas veces nos estresamos porque el tiempo no nos alcanza, por ello, tenemos que aprender a planear nuestras actividades. El saber administrarnos correctamente permite lograr un mejor rendimiento en todo lo que hacemos. Cuando llegamos a conocer las formas en que perdemos el tiempo lo utilizaremos más provechosamente. Piense por adelantado cómo utilizará cada minuto y logrará un verdadero equilibrio mental. Todos por igual contamos con un día de 24 horas, pero, lo que hace la diferencia es cómo cada quien las utiliza. El gran líder de los derechos civiles en Estados Unidos de Norte América Martin Luther King, Jr. (1929-1968) dijo: "La cuestión no es cuánto tiempo vive un hombre, sino cuán bien utiliza el tiempo que tiene asignado". Si usted vive diciendo que no tiene tiempo, entonces nunca lo tendrá. Si usted vive diciendo que lo hará mañana, entonces nunca lo hará.

2. - ADOPTE UNA ACTITUD MENTAL POSITIVA

Los pensamientos que el cerebro elabora pueden curar o matar al cuerpo. Si tiene pensamientos felices usted podrá ser feliz y viceversa. Recuerde que las cosas semejantes tienen afinidad. Ese pensamiento en el cual usted concentre su atención aumentará de magnitud. Por ello, lo exhorto a que cada vez más potencie sus pensamientos positivos. En tal sentido, debemos invertir los términos de la famosa máxima de Santo Tomás de Aquino (1225-1274) "Ver para creer" pues delo que se trata es precisamente de lo contrario: creer para poder ver. El filósofo norteamericano William James (1842-1910) dijo: "El descubrimiento más grande de mi generación es que los seres humanos pueden cambiar sus vidas modificando sus actitudes mentales". Mientras que su coterráneo Ralph Waldo Emerson (1803-1882) señaló: "Ten cuidado de aquello a lo que entregas tu corazón; es seguro que lo obtendrás". Por su parte, el insigne psicólogo suizo Carl Gustav Jung (1875-1961) nos explicó que la llamada Ley de la Correspondencia consiste en que "nuestra mente obedece nuestra creencia". Entonces, si le proporcionamos a nuestro subconsciente un contenido positivo él lo grabará literalmente.

Tenga la plena seguridad de que la palabra que usted ponga después de decir "Yo soy..." en eso se convertirá. Como usted piensa que se siente así se sentirá. De modo que, al sembrar en su mente una semilla de éxito, sin dudas, llegará a ser exitoso. El gran empresario norteamericano Henry Ford (1863-1947) dijo: "Tanto si piensa que puede hacer una cosa como si no, está en lo cierto". El famoso secreto revelado dice que: el ser positivo siempre atrae la felicidad.

Los mayores enemigos que tiene el cuerpo humano no son ni las bacterias ni los microbios sino los malos pensamientos y las experiencias negativas a que lo exponemos, por ello: una mente sana garantiza un cuerpo sano. Cada pensamiento negativo nuestro hace que el cerebro produzca cadenas de aminoácidos que reparten (mediante las células nerviosas) por todo el cuerpo, órganos y tejidos un verdadero mensaje venenoso que afecta directamente al sistema inmunológico al dañar los mecanismos naturales de defensa llamados Linfocitos. Para ejemplificar lo antes dicho tomemos como referencia al miedo; esta emoción estresante por si sola activa no menos de treinta neurotransmisores y hormonas distintas que ocasionan aproximadamente mil cuatrocientas reacciones físico-químicas que le causan perjudiciales trastornos a la salud en general.

OTRAS EMOCIONES DAÑINAS PARA EL CUERPO SON

- Culpabilidad
- Enojo
- Falta de perdón
- Frustración
- Ira
- Penuria
- Preocupación.

Los estados mentales asociados a una actitud mental positiva tales como: la felicidad, el amor, el optimismo, la satisfacción, la esperanza y la alegría no sólo reducen el estrés sino que aumentan las expectativas de vida ya que disminuyen los niveles de Cortisol (una neuro-hormona que en condiciones de distrés obstaculiza el sistema inmunológico y nos corroe por dentro).

Los seres humanos negativos tienden a ser repelidos por la sociedad, mientras que los positivos tienen muchas amistades. Haga que no lo derroten las derrotas. Sea siempre optimista, muy optimista. Vea las adversidades y los cambios que se operan en su vida sólo como lecciones para salir adelante. No valore los supuestos tormentos de su existencia como si fueran castigos sino como oportunidades para fortalecerse. Convierta los reveces de la vida en victorias personales. Alguien dijo que: "Para lograr algo que nunca has tenido, tendrás que hacer algo que nunca hiciste". Piense que si Dios le quita aquello que tiene, no necesariamente le está castigando sino que tal vez está abriendo sus manos para que reciba algo mejor.

Mire siempre el vaso medio lleno. Según P. Faber: "Felices aquellos que tienen el don de descubrir el lado luminoso de todas las cosas". Todo, dice mi sabia madre, depende del cristal con que se miren las cosas. La mitad de la belleza depende del paisaje y la otra mitad depende de la persona que lo aprecia. El famoso dramaturgo inglés William Shakespeare (1564-1616) pone en boca de su personaje Hamlet las siguientes palabras: "No hay nada malo ni bueno en sí mismo, es nuestro pensamiento quien lo transforma".

No adopte una posición nihilista ante la vida, por el contrario intente sacar todo lo positivo hasta de lo negativo. Lo que hoy vemos como una desgracia mañana podremos verlo como algo que fue necesario y hasta provechoso. Lo que hoy le puede parecer un problema, mañana puede resultar ser un útil aliado que le dará fortaleza.

En la vida también aprendemos a fuerza de los golpes que recibimos. Muchas veces, no hay mal que por bien no venga. Delos pesimistas no se ha escrito nunca nada. El poeta indio Rabindranath Tagore (1861-1941) escribió: "Si de noche lloras porque se ha ido el sol, tampoco podrás ver las estrellas". Practique la antigua técnica japonesa del Mitate o arte de ver las cosas cada día con la frescura de la primera vez.

El muy conocido pintor español Pablo Picasso (1881-1973) dijo: "Hay personas que transforman el sol en una simple mancha amarilla, pero hay también quienes hacen de una simple mancha amarilla el propio sol". Para que sea testigo de verdaderos milagros, lo invito amigo lector a que sustituya los "no puedo" por "si puedo".

EXTIRPE DE SU VOCABULARIO LAS SIGUIENTES PALABRAS Y/O EXPRESIONES

- Algún día...
- Cuando tenga...
- Imposible...
- Jamás...
- Me gustaría, pero...
- Nunca...
- Si tan sólo...
- Si yo fuera...
- Si yo tuviera...
- Tengo miedo de...

La vida es como un eco, luego, si le desagrada lo que está percibiendo, póngale mucha atención a lo que está diciendo / repitiendo. Tenga siempre presente que mientras la toxicidad mental nos enferma, el pensamiento positivo es curativo. El filósofo norteamericano Ernest Holmes (1887-1960) escribió: "Generalmente, siempre estamos afirmando algo, ya sea para bien o para mal. Siempre estamos diciendo "yo puedo" o "yo no puedo". Lo que necesitamos hacer es eliminar lo negativo y acrecentar lo positivo. Al hacer esto, gradualmente iremos adquiriendo el hábito de pensar positivamente".

Cambiando su manera de percibir mentalmente las cosas y poniendo todo su empeño en lograrlo (con paciencia y perseverancia) usted puede cambiar para bien su vida.

No permita que las emociones tóxicas le consuman su potencial y su bienestar; réstele todo el espacio que pueda en su mente porque de lo contrario la abarcarán completamente y desplazarán las emociones positivas.

Ser negativos ante la vida es una muy cómoda actitud, sin embargo para lograr tener una actitud mental positiva es necesario poseer mucha autodisciplina. Ser positivos nos recompensa mucho ya que permite, entre otras muchas bondades, disfrutar de buena salud. La conocida activista política norteamericana Helen Keller (1880-1968) dijo: "El carácter no se desarrolla en la serenidad y la tranquilidad. Sólo a través de experiencia, de prueba y sufrimiento podemos fortalecer el alma, aclarar nuestra visión, estimular nuestra ambición y alcanzar el éxito... La maravillosa riqueza de la experiencia humana perdería parte de su alegría gratificante si no existieran limitaciones que superar. La cima de la colina no sería ni la mitad de maravillosa si no hubiera oscuros valles que atravesar".

La felicidad es una actitud ante la vida. Usted y sólo usted es la única persona de la que ella depende. Determine ser feliz en cada instante de su existencia. Sea feliz a pesar de todo y de todos. Nunca acepte un "no" por respuesta. El escritor de origen escocés Bertie Charles Forbes (1880-1954) apuntó: "La Historia demuestra que la mayoría de los triunfadores notables... encontraron obstáculos desalentadores antes de vencer. Ganaron porque se negaron a desanimarse por sus derrotas". La felicidad es un estado subjetivo y voluntario. Todo en su vida depende de su actitud.

USTED TIENE PLENA CAPACIDAD DE ELEGIR

- Cuando alguna persona se queje, usted puede optar por aceptar la queja o mostrar la parte positiva de lo ocurrido.

- Cuando le suceda algo desagradable, puede elegir entre sentirse víctima o aprender la lección.

- Usted está siempre apto para decidir cómo quiere vivir (sufriendo o disfrutando).

- Usted puede convertir el cielo en infierno o el infierno en cielo.

- Usted puede estar feliz con lo que tiene o puede vivir amargado por lo que todavía no tiene. Usted puede escoger estar de mal o buen humor.

- Sólo su mente es quien decide cuál será el color predominante del paisaje que contemple.

La actitud mental positiva es mucho más beneficiosa para nuestro organismo que cualquier medicamento inventado por los científicos. Mediante importantes investigaciones realizadas por el cardiólogo norteamericano William Fry se llegó a la conclusión de que las personas optimistas viven más años que las pesimistas. Por esta razón, convierta la actitud mental positiva en patrimonio suyo, manténgala incluso en las peores situaciones y le aseguro que sufrirá de menos estrés.

3. – AHORRE

Adquirir el buen hábito del ahorro es la mejor manera de tener seguridad financiera y de vivir sin estrés. Siempre que tome la decisión de comprar algo, primero reflexione detenidamente sí realmente lo necesita, sí le resulta indispensable. La más elemental lógica indica que uno no puede gastar todo lo que gana. La mejor filosofía de vida es la de vivir por debajo de lo que ingresamos. Destine el mayor porciento que pueda de sus entradas para el ahorro; guarde para las emergencias, para las vacaciones y para el retiro. Recuerde que: "Una persona precavida vale por dos". Haga todo lo humanamente posible por disponer y manejar correctamente una sola Tarjeta de Crédito. Recomiendo tener ahorrado el dinero correspondiente a los gastos de por lo menos tres meses.

Elabore un presupuesto (preferiblemente con la asesoría de un experto en finanzas) y viva siempre ajustado al mismo. Este presupuesto debe ser aprobado y cumplido por parte de todos los miembros de la familia. Una incorrecta política financiera no solamente lo puede estresar a uno como persona sino que puede perjudicar al resto de la familia y en particular trae conflictos con la pareja hasta tal punto que, lamentablemente muchas veces ello es la causa de una gran cantidad de divorcios. Bien dice el proverbio que: "Si no tenemos deudas, no corremos peligro". Deje de vivir tanto en función de las cosas materiales. Recuerde que en esta vida estamos sólo de paso.

SIGA LOS CONSEJOS DEL DUEÑO DE WAL-MART

- El dinero no crea al hombre, sino que fue el hombre el que creó el dinero.

- La vida es tan simple como usted la haga.

- No haga lo que los otros digan. Escúchelos, pero haga lo que lo hace sentir mejor.

- No se vaya por las marcas. Póngase aquellas cosas en las que se sienta cómodo.

- No gaste su dinero en cosas innecesarias. Gaste en aquellos que de verdad lo necesitan.

- Después de todo, es su vida. ¿Para qué darles la oportunidad a otros de manejársela?

- Si el dinero no sirve para compartirlo con los demás, entonces ¿para qué sirve?

- No gaste el dinero que no tiene. El Crédito, Préstamos, etc. fueron inventados por la sociedad de consumo.

- Antes de comprar algo, piense: ¿Que me pasará si no lo compro? Si la respuesta es "nada", no lo compre; porque no lo necesita.

- Nada hemos traído al mundo, nada nos vamos a llevar.

- Aléjese de las tarjetas de crédito e invierta en usted.

4. - ALÉJESE DE QUIEN LO ESTRESA

Tómese todo el tiempo que sea necesario para hacer una relación nominal de las personas que lo irritan / lo estresan y anote en qué medida lo logran; luego, determine a quiénes de ellos puede evitar por decisión propia y proceda de inmediato. Nadie en este mundo tiene la obligación de tolerar una relación interpersonal que sea tóxica. Recuerde que la irritabilidad y también el estrés son contagiosos. Sea amigo de quienes lo traten de manera correcta y olvídese de los que no lo hacen. En proverbios 22:24 dice la Biblia: "No te entremetas con el iracundo, ni te acompañes con el hombre de enojos".

5. - APELE A LA ACUPUNTURA

La Acupuntura consiste en la inserción de finas agujas en determinadas partes del cuerpo con el objetivo de obtener respuestas terapéuticas. Este milenario método de la cultura oriental es también muy efectivo para aliviar el estrés ya que nos permite relajarnos y lograr la producción de sustancias neuroquímicas analgésicas que mitigan la inflamación y el dolor; logra un balance hormonal en nuestro cuerpo, un equilibrio general y una regulación de las energías del mismo. Verifique que se pone en manos de un especialista debidamente certificado y que las agujas sean nuevas o estén bien esterilizadas en un equipo profesional llamado autoclave.

Pregúntele a su acupuntor sobre la posibilidad de utilizar en el alivio de su estrés además de la Acupuntura, la Electro-acupuntura (agujas con electricidad) y/o la Moxibustión (agujas calientes con una hierba medicinal llamada Moxa en la punta).

6.- APRENDA A DECIR "NO"

No trate de hacer más de lo que realmente puede. De lo contrario siempre estará condenado a cosas a medio terminar. Ser complaciente en todo momento puede causarle estrés. Enséñeles a otras personas cómo se hacen las cosas que normalmente hace usted. Usted no debe aceptar compromisos que de antemano sabe que no puede cumplir. Responder afirmativamente a una petición a sabiendas de que no puede realmente satisfacerla le causará más daños que beneficios.

Ya Sigmund Freud (1856-1939) había alertado que cuando aceptamos hacer algo que en realidad no queremos se produce un conflicto mente-cuerpo. Y en nuestros días, la ciencia ha comprobado que: en efecto la desarmonía que se experimenta al inhibir nuestros deseos reales es una importante fuente generadora de distrés a la cual los psicoterapeutas le llamamos "supresión". Por lo tanto, no tenga miedo a decir que "no" a pedidos que le demanden energía y tiempo. Sabemos que no es fácil desprenderse del mal hábito de querer complacer siempre a todo el mundo, pero por su bien comience a ensayar, desde hoy mismo, diferentes formas de declinar amable y firmemente las peticiones que no pueda satisfacer. También, puede optar por no dar la respuesta de manera inmediata solicitando cierto tiempo para responder y/o hacerlo por escrito.

7. - APRENDA A TOCAR UN INSTRUMENTO

No importa tanto si usted llega a ser o no un virtuoso concertista, lo importante realmente es que logre concentrar su atención en una sana actividad, que se dedique tiempo a sí mismo, que canalice su energía, que haga algo que disfrute hacer y que con ello alivie su estrés.

8. - APRIETE UN OBJETO ANTIESTRÉS

Aunque este es el método más conocido para aliviar el estrés no podemos dejar de señalarlo ya que ciertamente mientras apretamos y soltamos estos sencillos objetos (peloticas de goma, etc.) liberamos tensiones. Generalmente se pueden adquirir en las tiendas que venden materiales de oficina. Si no están a su alcance, simplemente abra y cierre las manos contrayendo y relajando sus músculos durante unos segundos ya que los músculos se relajan rápidamente después de haber sido tensados. Al relajar el cuerpo también se relaja la mente; incluso, esto último se puede lograr utilizando solamente la imaginación.

9. - AYUDE A LOS DEMÁS

Una forma expedita de desestresarse y elevar la autoestima es ayudar desinteresadamente a los demás. Por ello, sea siempre generoso con los más necesitados. No espere a tener mucho dinero para ser caritativo. No importa que sus bolsillos se queden vacíos, si su corazón está lleno de pura bondad. El antes citado filósofo norteamericano Ralph Waldo Emerson escribió: "Una de las mayores compensaciones de esta vida es que ningún hombre puede tratar sinceramente de ayudar a otro sin ayudarse a sí mismo". Por su parte, la genial mujer (propuesta para el premio Nobel de la Paz) Irena Sendler (1910-2008) dijo: "Se plantan semillas de bondades. Traten de hacer un círculo de bondades, éstas los rodearán y los harán crecer más y más". Y recordaba con orgullo las palabras de su padre el doctor Sendler: "Ayudar cada día a alguien tiene que ser una necesidad que salga del corazón". Según un estudio publicado por la revista Internacional de Psiquiatría y Medicina, las personas que valoran más "el ser" gozan de mejor salud y por lo tanto viven más cantidad de años que aquellas que sólo valoran "el tener". Madame de Maintenon (1635-1719) dijo: "Todas las mañanas debemos preguntarnos: ¿Qué podré hacer hoy por los otros?".

Valore detenidamente el siguiente planteamiento del filósofo romano Lucio Anneo Séneca (4-65 n.e.): "La recompensa de una acción, está en haberla hecho". El pensador francés Henri Bergson (1859-1941) escribió: "Siempre somos capaces de dar algo más; incluso en las piedras germinan flores". De tal suerte, ayude en lo que pueda a su familia, amigos, vecinos y haga trabajo voluntario en su comunidad. Piense en alguna forma de mejorar su mundo. Decía el héroe nacional cubano José Martí (1853-1895) que: "Ayudar al que lo necesita no sólo es parte del deber, sino de la felicidad". Recuerde que una vela no se apaga al darle luz a otra y que un hombre es bueno cuando hace mejores a otros. Según San Basilio (329-379): "El pan que no necesitas le pertenece al hambriento. Los vestidos que ya no usas le pertenecen al necesitado. El calzado que ya no empleas le pertenece al descalzo. El dinero que gastas en lo que no es necesario es un robo que le estás haciendo al que no tiene con que comprar lo que necesita".

Defina cómo reciprocar todo lo que ha recibido. Visite hospitales y hogares de ancianos. Haciendo esto, mantendrá su mente ocupada y no preocupada; le reconfortará comprobar que usted no tiene realmente de que quejarse. Dejará de lamentarse por no tener zapatos cuando vea que otros no tienen piernas. El sabio francés Blaise Pascal (1623-1662) dijo: "La felicidad es un artículo maravilloso: cuanto más se da, más le queda a uno". Por su parte, el escritor alemán Hermann Hesse (1877-1962) señaló: "Todo altruismo, toda compasión activa, toda donación de sí parecen ser un desperdicio, una privación, pero, al contrario, son enriquecimiento, crecimiento y el único camino que conduce hasta arriba y adelante". El jesuita brasileño Dom Luciano Mendes de Almeida (1930-2006) escribió: "Vivir es convivir. Una vida aislada no sólo se cierra en sí, en su pequeñez, en su misterio, en su soledad, sino también deja de ser una vida útil para los otros. La vida se marchita, muere, se acaba temprano porque no sabe descubrir al otro". En una plegaria a Dios, Mahatma Gandhi (1869-1948) le dijo: "Enséñame a querer a la gente como a mí mismo". En Efesios 4:32 recomienda la Biblia: "Sed benignos unos con otros..."

El eminente científico y político norteamericano Benjamin Franklin (1706-1790) apuntó: "Cuando eres bueno con los demás, eres mejor para ti mismo". Porque es sumamente gratificante brindar ayuda, aunque sea poca y sin esperar nada a cambio. La madre Teresa de Calcuta (1910-1997) hizo la siguiente reflexión: "Halla el tiempo de practicar la caridad. Es la llave del paraíso... Lo que cuenta no es lo que das, sino el amor con el que lo das... Voy a pasar por esta vida una sola vez. Cualquier cosa buena que yo pueda hacer o alguna amabilidad que pueda hacer a algún humano, debo hacerla ahora, porque no pasaré de nuevo por aquí".

Dele al prójimo mucho más de lo que espere recibir y llénese de felicidad al hacerlo. La generosidad consiste en dar antes de que nos pidan. Según Jackson Brown: "El que no vive para servir, no sirve para vivir". Si somos capaces de dar a manos llenas, con la gracia de Dios, siempre tendremos abundancia. El multimillonario y filántropo norteamericano Warren Buffett dijo: "Ayude aunque no pueda hacerlo; siempre habrá bendición para aquellos que saben compartir". Según el filósofo alemán Gottfrief Leibniz (1646-1716) "Amar es regocijarse con la felicidad del otro y de ella hacer la propia felicidad". Mientras que Lao-tsé (570-490 a.n.e.) apuntó: "Con buenas palabras se puede negociar; pero para engrandecerse se requieren buenas obras". Recuerde que la Ley de Acción y Reacción no es sólo patrimonio de la Física.

LA SABIDURÍA POPULAR TIENE RAZÓN AL SEÑALAR

- "Es mejor dar que recibir".
- "Para recibir, primero tienes que dar".
- "Tendrás siempre el doble de aquello que des a otros".

10. - CAMBIE SU MANERA DE REACCIONAR

Si quiere cambiar para bien su manera de vivir, debe hacer una reprogramación conductual que transforme su forma de reaccionar ante los muy variados estímulos estresantes que recibe a diario y desarraigar para siempre la mente reactiva. Todos podemos controlar la forma en que reaccionamos ante las adversidades. Sólo de su libre albedrío depende el poder minimizar el impacto de los acontecimientos en su persona. Esto es, usted tiene la opción de elegir la forma en que reaccionará ante los mismos. Resguardar la autoestima ante circunstancias o personas que atenten contra su dignidad es recomendable para minimizar el estrés. Si nunca se altera por nada le garantizo una muy larga existencia sin estrés y viceversa.

11. - CAMINE

El caminar relaja el cuerpo y distrae la mente, lo cual reduce el estrés. En tal sentido, prescinda todo lo más que pueda de los medios de transporte y si tiene automóvil adquiera la costumbre de dejarlo lo más lejos posible del lugar al que asiste para que se vea obligado a caminar aunque sea un poco. Trate de hacer la mayor cantidad de tareas caminando (ir a la farmacia, al banco, al supermercado, visitar amistades, familiares, vecinos, etc.).

CAMINAR ES UN EJERCICIO AERÓBICO PERFECTO

- Aumenta el Colesterol Bueno (HDL).
- Aumenta la secreción de Endorfinas.
- Contrarresta / evita la Arteriosclerosis.
- Disminuye considerablemente los riesgos de tener ataques cardíacos.
- El riesgo de lesionarse es poco probable.
- Elimina tensiones.
- Favorece la digestión.
- Fortalece el sistema inmunológico.
- Fortalece el sistema óseo.
- Mantiene controlado el peso corporal.
- No exige habilidades particulares.
- No presenta contraindicaciones.
- No requiere un gran esfuerzo.
- No necesita calentamiento previo.

- Permite la meditación.
- Permite mejorar la circulación.
- Propicia un gran vigor.

Cuando se decida a realizar sus caminatas hágalo de manera progresiva; se recomienda comenzar por sólo un cuarto de hora tres veces a la semana hasta hacerlo todos los días durante al menos media hora, preferiblemente durante las mañanas. Lo importante es llegar a un mínimo de 200 minutos semanales. Se debe caminar lo suficientemente rápido como para sudar y para que se aceleren los latidos del corazón. Trate de portar siempre un monitor de frecuencia cardíaca para tener un control de sus pulsaciones.

Camine por superficies que no sean irregulares. Utilice ropa deportiva que le quede holgada y que permita la transpiración. Los tenis también deben permitir la transpiración; procure que sean flexibles, cómodos y livianos, además de tener el talón elevado y la suela gruesa. Cubra su cabeza y utilice espejuelos especiales para protegerse del sol. Abríguese bien en invierno.

Al caminar mantenga su espalda en la posición más recta que pueda. Siempre mire al frente (mantenga el maxilar inferior paralelo al piso). Oscile sus brazos de manera alterna con sus piernas (cuando la pierna derecha esté delante el brazo izquierdo debe estar detrás y así sucesivamente). Mientras camina, respire de manera profunda (tomando el aire por la nariz y exhalándolo por la boca).

Para caminar debe estar alimentado, pero, su estómago no debe estar muy lleno. Si experimenta alguna anomalía de salud mientras camina, deténgase y espere hasta que se sienta bien para continuar. Evite hacer todos los días el mismo recorrido.

Para mantener su temperatura normal, garantizar el óptimo funcionamiento de los músculos y evitar la deshidratación consuma suficiente agua al comenzar y al terminar el ejercicio (si decide caminar por más de 30 minutos deberá tomarla cada cuarto de hora). Nunca consuma alcohol ni cafeína antes o durante la caminata. Sustituya el uso de los ascensores por las escaleras. Practique la técnica asiática de combatir el estrés caminando circularmente. Siempre que camine por su barrio no olvide saludar cordialmente a los vecinos.

12. - CANTE

Según el teólogo y filósofo belga Desiré Joseph Mercier (1851-1926): "A Dios no le agradan los que reniegan, bendice a aquellos que cargan su cruz cantando". Cuando uno se concentra en entonar una canción o simplemente tararea una melodía oxigena las vías respiratorias y simultáneamente libera tensiones; mientras más alto lo pueda hacer mejor será para usted.

13. - COMA Y BEBA SALUDABLEMENTE

Usted no tiene necesariamente que convertirse en un súper experto en nutrición para disfrutar de una buena salud, pero al menos debe conocer el ABC de la misma. Tiene que estar al tanto de que la presencia en el organismo de Adrenalina como consecuencia del estrés, puede causarle lo mismo inapetencia que una aceleración metabólica de tal magnitud que demande un gran consumo calórico y por lo tanto le aumentará notoriamente su apetito y su sed. Debe saber que es imprescindible consumir una dieta baja en grasas saturadas (sólidas a temperatura ambiente) y baja en Colesterol y Azúcar (sobre todo la refinada); no debe abusar de la Sal, ni ingerir comida "chatarra" (que no contiene nutrientes) y que debe degustar preferiblemente los productos naturales y orgánicos.

Neutralice radicalmente la acción dañina de los radicales libres consumiendo alimentos ricos en antioxidantes tales como las frutas, los frutos secos, las legumbres el Té verde y las verduras. Procure consumir diariamente alimentos con la mayor diversidad de colores posibles. Una buena nutrición es la que se basa en la combinación balanceada de las proteínas con los carbohidratos complejos.

SON PROTEÍNAS

- Carnes
- Frijoles
- Huevo
- Pescado
- Pollo
- Productos lácteos
- Soya.

SON CARBOHIDRATOS COMPLEJOS

- Alimentos naturales (no procesados por el hombre)
- Frutas
- Verduras.

Nunca trate de mitigar su estrés refugiándose en la ingesta de comida y mucho menos estando la misma procesada (con un alto contenido calórico). Consuma siempre de forma moderada los carbohidratos simples y procure no consumir vísceras ya que presentan un alto porcentaje de Colesterol y grasas saturadas.

SON CARBOHIDRATOS SIMPLES

- Arroz
- Cereales
- Galletas
- Pan
- Papa
- Pastas.

No consuma ilimitadamente aquellos aceites para cocinar por el hecho de que en la etiqueta de sus envases diga que no contienen Colesterol; ello simplemente indica que a bajas temperaturas no pasan a estado sólido, pero en realidad contienen calorías y por cierto más que ningún otro alimento.

A diferencia de los alimentos sanos, los que carecen de valor nutritivo nos hacen experimentar una sensación de satisfacción a más corto plazo debido a que incrementan rápidamente el nivel de Azúcar en la sangre; nos hacen secretar Serotonina y por ello dan la impresión de que nos relajan; pero ello ocurre en realidad por un breve lapso de tiempo y luego nos compelen a seguirlos consumiendo. Se crea entonces un círculo vicioso que nos convierte en adictos a la comida y por lo tanto cada vez engordamos más. De modo que muchas veces no comemos debido a la necesidad de alimentarnos sino por alimentar nuestras emociones. Por esta razón, tenga siempre a su alcance solamente productos alimenticios sanos. No se deje engañar por el golpe de energía que siente al consumir Té, Mate y Cafeína porque ella sólo tendrá una corta duración.

CUANDO UNO ESTÁ ESTRESADO EL CUERPO NECESITA REFORZAR LA PRESENCIA DE

- Calcio

- Potasio

- Proteínas

- Triptófano.

CALCIO

El Calcio es un mineral esencial de suma importancia no sólo para el fortalecimiento de los huesos y las uñas sino para la relajación de los músculos. Este elemento químico fue descubierto en 1808 y se simboliza con las letras Ca.

EL CALCIO ESTÁ PRESENTE EN

Los productos lácteos.

POTASIO

El Potasio es un mineral vital que ayuda a normalizar los latidos del corazón, envía Oxígeno al cerebro y regula el balance de agua en el cuerpo. Se simboliza con la letra K y fue descubierto en 1807.

EL POTASIO ESTÁ PRESENTE EN

- Cítricos
- Plátanos
- Verduras.

PROTEÍNAS

Las Proteínas no son más que sustancias orgánicas macromoleculares que integran el tejido celular. Están conformadas por aminoácidos, Carbono, Hidrógeno, Oxígeno y Nitrógeno. Son indispensables para el buen funcionamiento de nuestro cuerpo. Su consumo es muy necesario ya que el organismo no las produce.

LAS PROTÍNAS ESTÁN PRESENTES EN

- Carnes
- Cereales
- Frutos secos

- Huevos

- Legumbres

- Pescados

- Productos lácteos.

TRIPTÓFANO

El Triptófano es un aminoácido esencial que estimula al cerebro a producir el neurotransmisor llamado Serotonina que a su vez es el precursor de la neuro-hormona denominada

Melatonina, encargada de regular tanto el sueño como la sensación de placer; funciona como antidepresivo, ansiolítico y somnífero natural.

EL TRIPTÓFANO ESTÁ PRESENTE EN

- Avena
- Dátiles
- Garbanzo.

CONSULTE CON SU MÉDICO LA POSIBILIDAD DE CONSUMIR

- Lecitina de Soya
- Omega 3
- Un Complejo Vitamínico
- Vitaminas B y C.

Particularmente, las Vitaminas B y C son muy importantes para poder contrarrestar los efectos del Estrés.

RECOMIENDO COMER DE LA SIGUIENTE FORMA

- Aprecie bien cada sabor
- Deléitese oliendo los alimentos
- Mastique despacio (lo más despacio que pueda)
- Modere la cantidad de alimentos que ingiere (no se llene totalmente).

PROCURE OBTENER ENERGÍAS CONSUMIENDO:

- Aceite de oliva
- Aceite de pescado
- Frutas
- Frutas deshidratadas y Verduras.

Incorpore el Ajo, el Apio y el Limón a su dieta para disminuir la ansiedad y favorecer la digestión. Para tener una buena salud es muy importante consumir diariamente de 30 a 40 gramos de fibra (sustancia que se encuentra en los alimentos de origen vegetal). La Fibra puede ser soluble o insoluble.

LAS FIBRAS SOLUBLES ESTÁN PRESENTES EN

- Almendras
- Brócoli
- Cebada

- Espárragos
- Legumbres
- Mango
- Manzanas
- Naranjas,
- Nueces,
- Salvado de avena
- Toronja
- Zanahorias.

LAS FIBRAS INSOLUBLES ESTÁN PRESENTES EN

- Arroz integral
- Banana (plátano)
- Brócoli
- Cereales de trigo
- Cerezas
- Coliflor roja
- Espinaca

- Frambuesa
- Fresa
- Manzana
- Nueces
- Pan integral
- Pera
- Pimiento verde
- Legumbres

Les ecomiendo comer pequeñas porciones de alimentos repartidas a través del día en lugar de hacer las tres comidas fuertes tradicionales. Respete diariamente sus horarios de comida. No se recomienda comer todos los días los mismos alimentos. Debido a su gran importancia, insistimos: nunca coma para calmar el estrés. Muchas veces es preferible no comer cuando se está atravesando por una fuerte crisis de estrés porque en tales circunstancias los nutrientes no son debidamente absorbidos por el cuerpo ni repuestos de forma correcta y se puede provocar una mala digestión.

Trate de compartir la mesa con personas que le resulten agradables. Coma sólo en el lugar destinado para ello (nunca mientras conduce o trabaja). Deje de consumir productos lácteos por espacio de aproximadamente un mes y luego reincorpórelos progresivamente. Garantice que sus alimentos sean preparados con la debida higiene.

Antes de dormir se recomienda comer frutas a los efectos de proveerle nutrientes al organismo y darle lucidez al cerebro; esto le garantizará un sueño reparador. Recuerde consumirlas siempre alejadas de las comidas y no mezclar las frutas ácidas con las dulces.

Beba mucha agua ya que, entre otras razones, ésta arrastra consigo las toxinas del cuerpo. Como mínimo se deben ingerir diariamente de 6 a 8 vasos de este imprescindible líquido. Si no le gusta tomar agua, de todas formas consúmala como la medicina que en realidad es. Los japoneses le atribuyen su buena salud, fortaleza física y longevidad al consumo diario de agua con el estómago vacío (en ayunas); después de haber ingerido aproximadamente unas 5.5 onzas esperan una hora para desayunar y nunca acompañan la ingestión de alimentos con agua fría sino más bien tibia o en su defecto al tiempo. Debido a sus características nutritivas y medicinales, procure tomar la mayor cantidad de agua de Coco posible.

Evite a toda costa la ingestión de Alcohol, pero, si de todas formas usted decide consumirlo, hágalo siempre de manera moderada, entre otras muchas razones, porque este nocivo líquido deshidrata nuestro cuerpo. Una opción a considerar sería el consumo moderado del Vino Tinto debido a sus terapéuticas propiedades. O, si padece de Artritis puede comer Pasas remojadas en Ginebra.

Una buena alimentación y una correcta hidratación, sin dudas, contribuyen al fortalecimiento del sistema inmunológico, nos hace sentir bien y garantiza un mejor enfrentamiento al estrés. Sea amable con su cuerpo, trátelo con cariño porque es el único que tiene. Lo ideal es que contrate los servicios de un nutricionista licenciado para que le asesore respecto a las especificidades del tipo de dieta que su cuerpo requiere y que siga el sabio consejo de Benjamín Franklin (1706-1790): "No coma hasta el hastío, ni beba hasta la exaltación".

14. - CONOZCA QUÉ ES EL ESTRÉS

Lo primero que se debe hacer para evitar el estrés (si todavía no lo padece) o para enfrentarlo (si ya lo tiene) es conocer a fondo en qué consiste este complejo y ambivalente fenómeno, vale decir, estudiarlo bien para saber cuáles son las peculiaridades que lo caracterizan. Sólo un conocimiento teórico rigurosamente consecuente le permitirá a usted trazar una táctica y una estrategia de acción eficaz para lograr cualquiera de las dos cosas, según sea su caso. Ello también le ayudará a determinar cuáles estímulos constituyen realmente un peligro para su bienestar y cuáles no.

15. - CONSIDERE LA REFLEXOLOGÍA PODAL

Esta variante de la Digitopuntura (también conocida como Reflexoterapia Podal) consiste en la estimulación manual que hace el terapeuta en las terminaciones nerviosas de los pies del paciente. Sus resultados son muy positivos para el alivio del estrés y muchas dolencias más.

16. - CONSULTE A LAS PERSONAS MAYORES

A la hora de tomar decisiones en la vida que le pudieran traer consigo el tener que sufrir de estrés, solicite apoyo consultando a las personas de la tercera edad porque ellas saben mucho ya que caminaron antes por los senderos que usted como joven todavía no ha recorrido. Puede o no ser un familiar suyo, sólo debe ser alguien de su entera confianza. Las personas mayores atesoran cientos de experiencias vividas que le otorgan criterio de autoridad. Por otra parte, aprender de los errores que han cometido otros puede ser el tramo más corto para obtener su felicidad. Por algo dicen que: "Más sabe el diablo por viejo que por diablo".

17. - CONSULTE A UN GUÍA ESPIRITUAL

Para disipar nuestro estrés resulta muy provechoso poder contar con la ayuda de una persona de Dios (sacerdote, pastor, rabino, etc.) con él nos podemos confesar y ello es bueno no sólo porque las cargas compartidas pesan menos sino porque sus consejos y puntos de vista pueden ser una útil orientación en medio de la jungla de asfalto donde muchas veces nos toca vivir. En Proverbios15:22 dice la Biblia: "Los pensamientos son frustrados donde no hay consejo; más en la multitud de consejeros se afirman".

18. - CONSULTE A UN PSICOTERAPEUTA

Sin dudas, un profesional puede ayudarle a manejar el estrés y a encontrar mejores maneras de enfrentar los problemas. La terapia psíquica también puede le ayudar con trastornos más graves relacionados con el estrés, como por ejemplo el estrés postraumático. Pídale a su psicólogo que le explique los beneficios de la programación neuro-lingüística.

19. - CONTEMPLE ILUSIONES ÓPTICAS

Una forma de esparcimiento y de disociarnos sanamente de los problemas y las preocupaciones que nos agobian consiste en apreciar ilusiones ópticas. Puede encontrar muchas de ellas navegando por internet. Otras opciones son: hacer girar una espiral (disco hipnótico) o mirar a través de un caleidoscopio.

20. - CONTRATE A UN EXPERTO EN FENG SHUI

Si no es usted un especialista en esta materia lo mejor es solicitar la asesoría de un profesional; sus honorarios estarán muy bien justificados. Resulta increíble para los que hemos crecido dentro de la cultura occidental comprobar los maravillosos efectos que ejerce en nuestras vidas la Psicología Ambiental (algo muy común e indispensable en la cultura oriental).

21. - CONTROLE SÓLO LO CONTROLABLE

El saber discernir entre lo que realmente está a nuestro alcance poder hacer y lo que es imposible, puede evitarnos mucho estrés. La conocida oración de la serenidad del teólogo norteamericano Karl Paul Reinhold Niebuhr (1892-1971) reza:

"Señor, concédemela serenidad para aceptar las cosas que no puedo cambiar, el valor para cambiar las cosas que puedo cambiar y la sabiduría para reconocer la diferencia".

Haga bien y pronto lo que pueda hacer y olvídese por completo de lo que no pueda hacer. El filósofo griego Epicteto (55-135 n.e.) dijo: "Algunas cosas están bajo nuestro control y otras no. Sólo tras haber hecho frente a esta regla fundamental y haber aprendido a distinguir entre lo que podemos controlar y lo que no, serán posibles la tranquilidad interior y la eficacia exterior". Opte sólo por las batallas que pueda ganar. Acepte con modestia y sabiduría lo que realmente no puede modificar.

Separe los problemas reales de los imaginarios y elimine estos últimos porque no sólo nos hacen perder tiempo sino que ocupan un espacio mental que debería estar destinado a cosas más importantes. Nadie puede controlarlo todo y mucho menos a todo el mundo. Es realmente muy difícil persuadir a alguien de que está equivocado. Por ello la regla de oro es: "no discutir nunca", porque nunca nadie ganó una discusión. Nuestra esfera de influencias es por lo general muy limitada; en cuanto podamos asimilarlo, comenzaremos a sufrir de menos estrés.

22. - CORTE PAPELES

Otra actividad que se recomienda para aliviar el estrés es la de cortar manualmente tiras de papel con o sin tijeras. Podrá parecer chistoso o absurdo, pero, realmente está comprobado el alivio emocional que representa esta sencilla actividad.

23. - CUIDE SU APARIENCIA PERSONAL

Una importante manera de mantener alta su autoestima y por lo tanto sentirse espiritualmente bien es mostrar siempre una excelente apariencia personal. Tenga presente que según te ves (y te ven) así te sientes. Aunque no tenga deseos, oblíguese a hacerlo. Los hombres deben estar todo el tiempo presentables, correctamente pelados y afeitados. Las mujeres deben estar siempre elegantemente vestidas, peinadas, perfumadas y muy bien maquilladas. Nunca escatime dinero al respecto ya que si lucimos bien, nos sentimos bien. No guarde su mejor y más bella ropa para cuando llegue un día especial porque el día más especial de su vida es precisamente hoy. Y, recuerde que: El hábito no hace al monje, pero, lo representa.

24. - CULPABILIZAR ES PERJUDICIAL

No tenemos que pasarnos la vida buscando culpables o auto-culpándonos ya que en realidad, tales actitudes no contribuyen a la solución de los problemas. No se trata de culpar sino de actuar. La culpabilización nos enoja y nos desgasta porque nos hace que perdamos no sólo energías sino tiempo también. Para ilustrar más categóricamente esta recomendación citaremos a Ricardo Eliecer Neftalí Reyes Basoalto (1904-1973) más conocido por Pablo Neruda; dice el ilustre poeta chileno: "No culpes a nadie. Nunca te quejes de nadie, ni de nada, porque fundamentalmente tú has hecho lo que querías en tu vida. Acepta la dificultad de edificarte a ti mismo y el valor de empezar corrigiéndote. El triunfo del verdadero hombre surge de las cenizas de su error. Nunca te quejes de tu soledad o de tu suerte, enfréntala con valor y acéptala. De una manera u otra eres el resultado de tus actos y prueba que tú siempre has de ganar. No te amargues de tu propio fracaso ni se lo cargues a otro, acéptate ahora o seguirás justificándote como un niño. Recuerda que cualquier momento es bueno para comenzar y que ninguno es tan terrible para claudicar".

25. - CULTIVE BUENAS AMISTADES

Aparte con urgencia de su vida las malas amistades ya que ellas pueden involucrarlo en serios problemas que tarde o temprano, de uno u otro modo le producirán estrés. Tenga presente aquello que dice: "Dime con quién andas y te diré quién eres". El célebre escritor norteamericano Mark Twain (1835-1910) apuntó: "Mantente alejado de las personas que tratan de empequeñecer tus ambiciones. La gente mezquina siempre lo hace, pero los grandes de verdad te hacen sentir que tú también puedes llegar a serlo".

Necesitamos verdaderos amigos capaces de compartir con nosotros tanto los buenos como los malos momentos. Y, para poder gozar de este privilegio, tenemos primero nosotros que demostrar nuestra amistad de manera incondicional. Todo el mundo quiere tener un buen amigo, pero, pocos se encargan de serlo. En Proverbios 18:24 dice la Biblia: "El hombre que tiene amigos ha de mostrarse amigo; y amigo hay más unido que un hermano". Ha sido demostrado científicamente que las personas que tienen buenas amistades gozan de buena salud.

No viva tan absorto en sus problemas de modo tal que le impidan estar al tanto de los problemas de sus amigos. Dígales cada vez que pueda cuánto significan para usted y nunca olvide la fecha de sus cumpleaños. Cuando uno desarrolla sentimientos de solidaridad fraternal alcanza una gran paz interior. No es realmente importante cuántos amigos usted tenga, lo que en realidad cuenta es la calidad humana de sus amistades. Nunca olvide el proverbio turco que señala: "El que busca un amigo sin defectos, se queda sin amigos". También se dice que los amigos son como los globos ya que una vez que se sueltan puede que no regresen, por ello, impida a toda costa perder un buen amigo. Los chinos dicen: "No dejes que una pequeña pelea haga perder una gran amistad". Y otro sabio proverbio plantea que: "Las buenas fuentes se conocen en las grandes sequías y los buenos amigos en las épocas de desgracia". Tenga presente que una buena amistad cuesta mucho tiempo para construirse pero que bastan sólo unos instantes para que ésta se pierda para siempre. Lo más importante no es lo que tienes en este mundo, sino a quienes tienes a tienes a tu lado.

Para conservar sus amistades: no escatime elogios sinceros, hágales presentes siempre que pueda y envíele postales agradeciéndoles que lo sigan queriendo a pesar de conocerlo bien. Además, procure relacionarse lo más que pueda con las personas que viven alrededor de su casa ya que como suele decirse: "Un buen vecino es mejor que el familiar que se encuentra lejos".

26. - CHEQUEE SU SALUD

Aunque la mayor probabilidad de que usted padezca de estrés sea debido a razones psicosociales, también existe la posibilidad de que el mismo se deba a problemas fisiológicos.

Así por ejemplo, quienes confrontan dificultades con la glándula Tiroides suelen ser personas irritables. Por ello, es mandatorio chequear la salud periódicamente para saber cómo está funcionando el organismo. Visite a su médico y pídale que le ordene análisis de laboratorio como mínimo de una a dos veces al año. Investigaciones no muy utilizadas pero si muy efectivas son la Iridología (lectura del iris) y el Tricograma (análisis del cabello). Si quiere mantener una salud óptima, debe estar consciente de lo que está ocurriendo dentro de usted.

27. - DECORE SU ENTORNO

Sin llegar a recargar su entorno, adáptelo con fotografías, objetos de su preferencia, cuadros, obras de arte, certificados, títulos, trofeos, fotos, su música preferida y demás elementos que puedan ayudar a mejorar su desempeño y elevar su autoestima. Decorar y cambiar algunas cosas de lugar, muchas veces ayuda a evitar / enfrentar el estrés. Use colores apropiados para sus paredes (que no resulten invasivos). Si puede, contrate a un experto en Cromoterapia. Ha sido demostrado que los pacientes de hospitales cuyas ventanas dan a un bello paisaje sanan más rápidamente que los que no gozan de ese privilegio.

Tenga una pecera a la vista. El poder contemplar el movimiento apacible de los peces es anti-estresante. Mientras mayor es el tamaño de la pecera más relajación produce. El poder terapéutico de las peceras no sólo radica en el placer que proporciona el mirarlos peces a través del cristal sino en que olvidamos nuestros problemas personales cuando nos involucramos en su cuidado. Está súper demostrado que esta actividad reduce considerablemente nuestra ansiedad y nos desestresa. Si no puede tener una pecera real coloque en la pantalla de su computadora una simulación de la misma y encienda el audio para escuchar el típico sonido burbujeante.

28. - DELE GRACIAS A DIOS

Agradezca diariamente el poder estar vivo. Mire al cielo, mire a su alrededor y descubrirá muchas más cosas por las que reír que por las que llorar; el solo hecho de poder mirarlas ya es un extraordinario privilegio y una verdadera bendición. Medite al respecto y escriba estas reflexiones suyas para que le sirvan de inspiración en momentos difíciles. William James dijo: "... el pájaro no canta porque está feliz, sino que está feliz porque canta". Sepa que las crisis son sólo experiencias transitorias en la vida de todos los seres humanos y que muchas veces está a nuestro alcance el poder minimizarlas. Tenga presente que Dios no nos manda los problemas, sino las fuerzas para solucionarlos.

OTRAS RAZONES PARA DARLE GRACIAS A DIOS

- En los cuatro litros de sangre que su cuerpo posee existen 22 millones de células compuestas por moléculas, las que a su vez cuentan con un átomo que hace más de 10 millones de movimientos por segundo.

- En sus oídos se encuentran localizados 24 mil millones de filamentos que le permiten escuchar la música y a sus semejantes.

- En sus ojos existen 100 millones de receptores que le permiten disfrutar lo bello de la naturaleza.

- Su cerebro cuenta con 4 millones de sensores de dolor, 500 mil detectores táctiles, 200 mil receptores de la temperatura y 13 mil millones de neuronas que lo hacen más perfecto que la mejor computadora.

- Su corazón late 36 millones de veces cada año, llevando más de 2 millones de litros de sangre a través de 100 mil kilómetros de arterias y venas.

- Su cuerpo tiene 800 mil millones de células que no paran de trabajar para su bienestar.

- Sus pulmones disponen de 600 millones de alvéolos para poder purificar el aire que respira y eliminar toxinas.

- Todos los días nacen y mueren en su cuerpo unos dos millones de células.

- Usted tiene 200 huesos, 500 músculos y 7 mil nervios que garantizan su desplazamiento.

Si nunca ha estado preso, no ha pasado hambre ni ha estado involucrado en una guerra se encuentra mejor que 500 millones de personas en este mundo. Si sus necesidades fundamentales están resueltas vive mucho mejor que el 75% de la humanidad. Si ha presenciado el envejecimiento de sus padres, usted es una persona dichosa. Si cuenta con algunos ahorros forma parte de los privilegiados del planeta.

29. - DELE IMPORTANCIA A SU ASEO PERSONAL

El agua es un elemento sumamente importante para lograr sentirnos cómodos, limpios y livianos. Mantener el cuerpo hidratado ayuda a bajar los niveles de ansiedad. Friccione suavemente su piel con una esponja mientras se ducha. Tómese todo el tiempo que pueda en esta importante y cotidiana labor. Recuerde mimarse mucho porque usted se lo merece.

30. - DELEGUE

Es sencillamente imposible poder resolver solos todos los problemas que se nos presentan. Saber delegar es de personas sabias. Pare la práctica del multi-oficio, no trate de abarcarlo todo, porque ello puede ser una considerable fuente de estrés. No se exija demasiado a usted mismo. Y recuerde el refrán que dice: "Zapatero a su zapato". El poder delegar algo no sólo es beneficioso para el que lo hace sino también para la persona a la cual se le ofrece la oportunidad de mostrar sus habilidades. Generalmente suele suceder que quien no es capaz de descentralizar nada debido a su súper-ego ello le resulta más perjudicial que beneficioso. De modo que lo más aconsejable es seleccionar al sujeto indicado, con las cualidades idóneas, para que realice aquellas cosas que por una u otra razón nosotros no podemos hacer eficientemente.

31. - DESAHÓGUESE CON SUS AMISTADES

No trate de resolver usted solo el problema de su estrés. Hablar con sus amigos y amigas acerca de las malas experiencias le permitirá manejar mejor los malos momentos. Los buenos amigos escuchan bien. Es muy bueno contar con alguien a quien le interese nuestro malestar y que nos deje hablar libremente acerca de nuestras inquietudes, vivencias y nuestros sentimientos sin que nos juzguen. También, escuchar un punto de vista diferente puede resultarnos de mucha ayuda. Lo importante es que saque los problemas de adentro, que los pueda exteriorizar. Los amigos le recordarán que no está solo. El desahogo es recomendable para mitigar las frustraciones y reducir el estrés, pero hágalo en su justa medida para no abusar del prójimo.

32. - DESCARTE LA ANGUSTIA

Si nos permitimos vivir angustiados, lo que haremos es adoptar una posición considerablemente des-adaptativa así como generar pensamientos distorsionados de la realidad. Nunca piense en la opción de un fracaso, ni siquiera en los peores momentos de su vida. Nunca aliente sentimientos que lo angustien.

Está científicamente demostrado que de no ser por los pensamientos negativos todos los seres humanos seríamos longevos. Una vez que se ha percatado de que incurrió en una falta, debe actuar inmediatamente para subsanarla. Los problemas van y vienen, pero lo verdaderamente importante son las lecciones que éstos aportan a nuestras vidas. Muchas veces ocurre que no obtener lo que deseamos es lo mejor que puede ocurrirnos en la vida. No concentre su atención en lo mal que se siente, sino en lo bien que quiere sentirse. Dice un proverbio que: "El que no puede sobrellevar lo malo no vive para ver lo bueno". Pertréchese de una coraza anti-problemas. Si ha tocado fondo, es hora de comenzar a subir de nuevo. Según apuntó el famoso actor norteamericano John Sidney Blyth Barrymore (1882-1942): "Un hombre sólo es viejo cuando sus disgustos reemplazan a sus sueños". Usted no debe sentarse a esperar que la tormenta pase, lo que tiene que hacer es aprender a bailar y cantar debajo de ella.

33. - DESCONECTE SU TELÉFONO

Mantenga su teléfono apagado todo el tiempo que pueda. Es muy estresante y molesto escuchar sistemáticamente el timbre del mismo (en el hogar, en el trabajo, mientras conduce y/o mientras duerme). Muchas veces es procedente aislarse por un determinado tiempo y evitar ser molestado.

En los períodos de tiempo en que esté lidiando con una fuerte carga de estrés se recomienda desconectar todos los teléfonos antes de dormirse para que nadie le interrumpa el sueño. Por otra parte, nada es tan molesto como responder la llamada de un equivocado en plena madrugada.

34. - DESESTRESE SUS PENSAMIENTOS YSU VOCABULARIO

Todos y cada uno de nuestros pensamientos generan determinadas emociones, que a su vez estimulan secreciones hormonales que afectan aproximadamente cinco trillones de células diseminadas por todo el cuerpo. Así las cosas, cuando tenemos pensamientos del tipo "R" (rabia, resentimiento, resistencia, rencor, reproche y represión) favorecemos la producción de las hormonas del estrés. Mientras que cuando tenemos pensamientos del tipo "S" (sabiduría, serenidad, sexo, silencio, sonrisa y sueño) producimos las hormonas que contrarrestan el estrés. Los pensamientos "R" promueven actitudes "D" (desánimo, depresión, desesperación y desolación). Sin embargo, los pensamientos "S" estimulan actitudes "A" (acercamiento, amistad, amor, ánimo y aprecio).

No se deje influenciar por los tonos y los términos alarmistas que utilizan los medios masivos de comunicación. Tome consciencia urgentemente del vocabulario que de manera regular está utilizando cotidianamente y excluya de forma absoluta el enfoque estresante del mismo.

ELIMINE O UTILICE LO MENOS POSIBLE LAS PALABRAS

- Aprisa
- Corre

- Rápido
- Tíralo
- Urgente.

35. - DESISTA DE LO ESTRESANTE

Si sabe que alguna actividad en particular le causa estrés, simplemente deje de hacerla, apártese de ella o sustitúyala por otra. Trate de hacer sólo lo que disfrute. Si es necesario cambie de trabajo; puede que no le resulte fácil, pero, inténtelo al menos. Haga todo el esfuerzo posible por pasar esa página lo antes posible y ponga en ello todo su empeño ya que si no lo hace tendrá mucho que perder; estamos hablando de su salud física y mental. Sencillamente, no se puede estar todo el tiempo irritado bajo la presión del estrés. Recuerde que con la salud no se juega.

Si después de haber agotado todos los recursos no puede cambiar de actividad, trate de verle el lado positivo a la que realiza, encuéntrele un sentido a la misma. Le guste o no, todo lo que usted haga, hágalo con amor, con esmero y con mucha pasión. El escritor libanés Khalil Gibrán (1883-1931) señaló: "La razón y la pasión, son el timón y la vela, de nuestra alma navegante". Analice detenidamente cuáles de las causas de su estrés fueron elegidas por usted y por lo tanto puede eliminarlas por decisión propia.

36. - DESPEJE LA FRUSTRACIÓN

Cuando le toque perder en algo, tenga presente que a todos nos ocurre alguna vez. No insista en ganar siempre porque es sencillamente imposible. Recuerde el aforismo que reza: "El hombre se mide no por las veces que se cae sino por las que se levanta". Uno de los secretos más importantes para el logro de la felicidad es saber y aceptar que no todo en la vida sucede como uno quiere y que no siempre podemos estar de fiesta.

Recordemos la importante reflexión del misionero jesuita español Francisco de Jaso y Azpilicueta, más conocido por San Francisco de Javier (1506-1552) cuando dijo: "Aunque nadie ha podido regresar y hacer un nuevo comienzo... cualquiera puede volver a comenzar ahora y hacer un nuevo final"."

Practique el autocontrol para poder vencer las adversidades. No se ate a normas rígidas, por el contrario, sea flexible y no pretenda siempre imponer su punto de vista. Usted puede que tenga la razón, pero, la otra persona tiene su propio criterio y su orgullo personal, no los lastime y vivirá con menos estrés. Si a su problema no le ve solución a corto plazo quizás pueda resolverlo paulatinamente. Si dicho problema es muy grande, secciónelo; la sabiduría popular tiene razón cuando dice: "El que mucho abarca, poco aprieta". Recuerde además que Napoleón Bonaparte (1769-1821) dijo: "Divide y vencerás".

SON SABIOS LOS PROVERBIOS QUE SEÑALAN

- Buena o mala, la situación cambiará.
- Cuando más oscura es la noche es cuando amanece.
- Cuanto más intenso el invierno, más bella la primavera florece.
- Después de la tormenta siempre viene la calma.

- El sol siempre vuelve a brillar entre las nubes.
- El tiempo lo cura casi todo, dele tiempo al tiempo.
- El sufrimiento es algo opcional.
- La más tenue luz puede más que la mayor oscuridad.
- La perseverancia es la madre de las virtudes.
- La vida es un buen regalo.
- Lo que no te mata te hace más fuerte.
- No hay tribulación sin consolación.
- Para cada noche hay una aurora.
- Si la vida te da limones, haz limonada.

Tenga presente que los reveces son sólo problemas pendientes de ser resueltos y que no importa lo mala que una determinada situación sea si estamos conscientes que ésta pasará. No deje que lo venzan las adversidades, vénzalas usted a ellas. El escritor peruano Sergio Bambaréen Roggero ha dicho: "Nunca dejes que tus miedos se interpongan con tus sueños... Sé como las olas del mar, que aun rompiendo contra las rocas, encuentran fuerzas para volver a empezar". La cuarta ley de la espiritualidad de la India dice: "Cuando algo termina, termina. Simplemente así. Si algo terminó en nuestras vidas, para nuestra evolución... es mejor dejarlo, seguir adelante y avanzar ya enriquecidos con esa experiencia". No le tenga temor a los cambios porque ese miedo puede ser un veneno para usted. Esto es, no sea un esclavo de su identidad personal, cuando se le dé la oportunidad de cambiar, hágalo.

Uno verdaderamente se crece cuando acepta la realidad, cuando tiene aplomo para vivirla y cuando se tiene voluntad para cambiar el destino. No es feliz aquel que no tiene problemas, sino el que sabe cómo enfrentarlos o que busca ayuda para poder solucionarlos. El filósofo norteamericano Elbert Hubbard (1856-1915) señaló: "El hombre que no tiene problemas está fuera del juego...Todo hombrees un perfecto estúpido cinco minutos por día cuando menos. La sabiduría consiste en no pasarse de ese límite". No llore porque se terminó el placer, ría porque lo pudo disfrutar. Cuando usted piense que ya no existen esperanzas de lograr algo, debe tener presente que: en realidad esa conclusión es absolutamente falsa porque mientras hay vida, esperanzas hay. Aunque en el momento de su debut le parezca eterno, generalmente sufrimos de estrés sólo temporalmente y por suerte, pocas veces se alcanza la tercera fase de su manifestación (fase de alarma).

Para que no padezca usted de frustración no se convierta nunca en una especie de legislador mundial; trate de imponer la menor cantidad de reglas posibles o no imponga ninguna y deje que cada cual viva como mejor le plazca. La inflexibilidad resulta ser un enorme peso que impide nuestro desarrollo. La rigidez está bien para las piedras pero no para las personas.

Sólo de nuestra decisión depende nuestra forma de pensar, de sentir y de enfrentarnos a las adversidades. Acepte lo inevitable; salve todo lo que pueda del naufragio y siga hacia adelante. Según el ex presidente sudafricano Nelson Mandela: "La amargura solamente nos lastima a nosotros mismos. Si odias, estarás dándole a esa persona tu mente y tu corazón. No regales ni desperdicies esas cosas". Devuelva un mal con un bien y estará regalándose un bienestar inimaginable para usted. Nuestro libre albedrio permite poder controlar nuestra actitud para con quien nos ofende o trata mal. Nada ni nadie puede afectarnos si no lo aceptamos nosotros mismos.

La felicidad nos mantiene contentos mientras que nuestros intentos por ser felices nos mantienen fuertes. Las penas nos mantienen humanos y las caídas nos mantienen humildes. Los buenos días nos dan regocijo, los malos días nos dan experiencia y ambos son esenciales en y para la vida. En Timoteo 1:7 dice la Biblia: "Porque no nos ha dado Dios espíritu de cobardía, sino de poder, de amor y de dominio propio". La realización personal no consiste en hacer lo que uno quiere sino en querer lo que uno hace.

El pastor norteamericano Charles Rozell Swindoll escribió: "Las palabras jamás pueden transmitir adecuadamente el increíble impacto de nuestra actitud hacia la vida. Cuanto más vivo más me convenzo de que la vida es un 10 por ciento lo que nos sucede y un 90 por ciento el modo en que reaccionamos ante ello. Creo que la decisión más importante que puedo tomar día a día es qué actitud tener. Es más importante que mi pasado, mi educación, mi cuenta bancaria, mis éxitos o fracasos, la fama o el dolor, lo que otros piensan o dicen acerca de mí, mis circunstancias, o mi posición. La actitud me permite seguir andando o me impide el progreso. Alimenta mi fuego o ataca mis esperanzas. Cuando mis actitudes son las correctas no hay barreras demasiado altas, ni valle demasiado profundo, ni sueño demasiado extremo, ni desafío demasiado grande para mí".

37. - DESTRABE LAS TAREAS QUE NO AVANZAN

Es muy importante desarrollar la habilidad de reconocer cuándo lo que estamos haciendo no está funcionando bien y por lo tanto se impone apelar a nuevas soluciones. De lo que se trata es de tomar conciencia de que no podemos estar tropezando todo el tiempo con la misma piedra porque lejos de solucionar el problema lo agravamos. Cuando se trabe en la realización de algo no se altere, haga una pausa y si le es posible retírese del lugar o bien cambie de actividad. Sea paciente respecto al tiempo que tardará en tomar la decisión correcta. Luego, con la mente fresca retome la cuestión, comprobará como entonces todo fluye. Cuando concluimos una tarea pendiente o la descartamos dada la imposibilidad de realizarla nos recargamos de energía mental y ello nos permite enfrentar con eficiencia otras.

38. - DETERMINE LAS CAUSAS DE SU ESTRÉS

Según el gran orador romano de la antigüedad Marco Tulio Cicerón (106-43 a.n.e.): "El hombre completamente sabio es el que se conoce a sí mismo". Si usted quiere dejar de estar estresado, aplíquese esta introspectiva máxima; tenga un diálogo interno con usted mismo, mírese por dentro y haga un inventario / una evaluación de su vida para poder determinar qué es lo que le causa el estrés. Tenga siempre presente la inscripción que fue colocada por los siete sabios de la antigua Grecia en la entrada del templo de Apolo en la ciudad de Delfos: "Homo, gnosce te ipsum" (hombre conócete a ti mismo para que conozcas al universo y a los Dioses).

Saque a la luz su verdadero yo interno; si es necesario pídale ayuda a su pareja y/o a un buen amigo. Ubique dónde es que tiene lugar su estrés, esto es, determine el escenario: sí ocurre en su hogar, en su centro de trabajo, en su escuela, etc. Precise cuándo es que lo experimenta, es decir, en qué momento le ocurre. Una vez hecho esto, usted estará en condiciones de enfocar su atención en los factores que le causan el estrés para erradicarlos o minimizarlos.

La solución de los problemas en general y del estrés en particular se encuentra, casi siempre, no fuera sino dentro de nosotros mismos, en nuestro mundo interior. Según el célebre astrónomo italiano Galileo Galilei (1564-1642): "No se puede enseñar nada a un hombre; sólo se le puede ayudar a encontrar la respuesta dentro de sí mismo". Debemos auto-encontrarnos y auto-supervisarnos constantemente.

Permita que el genio que vive dentro de la lámpara que su cuerpo es, se despierte y comience a ayudarlo en el enfrentamiento del estrés que lo está agobiando. Ello será posible si apela e involucra a su subconsciente en esta difícil tarea; sólo entonces podrá sentirse bien y evitará enfermarse.

39. - DÍGALE ADIÓS A LAS PREOCUPACIONES

Una preocupación es solamente una anticipación mental de lo que pudiera ocurrir en un futuro. El 99% de las cosas que nos preocupan, en realidad no ocurrirán nunca. Un viejo proverbio judío señala: "Cuando nosotros estamos muertos nos comen los gusanos y cuando estamos vivos nos comen las preocupaciones".

De lo que se trata es de ocuparse y no de preocuparse. Lamente no se hizo para estar preocupada sino para pensar... para pensar en cómo encontrarle solución a los problemas. Cruce el puente sólo cuando llegue a él. No se preocupe por ciertas personas que estuvieron en su pasado, debe haber alguna razón para que no estén en su futuro. Lo que la gente piense de usted no es un problema suyo.

Ordénese frenar sus preocupaciones y hágalo ahora mismo; logrará así una balsámica paz interior. Con la preocupación podemos llegar a crear problemas inexistentes. Mientras esté solamente preocupado por su estrés y no ocupado en solucionarlo, su doctor seguirá ganando dinero y usted seguirá padeciéndolo.

40. - DISFRUTE LA CHOCOLATERAPIA

El chocolate contiene Feniletilamina que es un estimulante del sistema nervioso producido por el cerebro cuando estamos eufóricos y apasionados; quizás sea por esta razón que se le asocia con el amor. Recientemente varios científicos de la universidad de California en Estados Unidos demostraron mediante un estudio que el Chocolate funciona en el organismo como un antidepresivo natural debido a que el Cacao produce en nuestro cuerpo Endorfinas (las llamadas "moléculas de la felicidad") y Serotonina (neurotransmisor encargado de regular las emociones y el sueño).

La Asociación Norteamericana de Cardiología les recomienda a las personas que gozan de buena salud el consumo diario de hasta dos cucharadas de cacao concentrado debido a los beneficios que el mismo le proporciona al organismo. El chocolate puede ser utilizado también externamente ya que funciona como un antioxidante que regenera, suaviza, perfuma e hidrata la piel y permite reducir considerablemente la celulitis.

BONDADES MÁS IMPORTANTES DEL CHOCOLATE (amargo y negro):

- Al igual que el aceite de oliva, es un tipo de grasa que casi no afecta el colesterol
- Alto contenido de Omega 6
- Alto contenido de Omega 9
- Alto contenido energético y nutritivo de acción rápida
- Contiene Hierro
- Contiene Magnesio
- Contiene Potasio (anti-estresante por excelencia)
- Estimula el sistema nervioso central
- Evita la arteriosclerosis
- Favorece la circulación sanguínea
- Fortalece el sistema inmunológico
- Rico en vitamina E.

Varios estudios encabezados por la Academia de las Ciencias Médicas de China indican que si las personas que tienen propensión a las enfermedades cardíacas consumieran moderadamente chocolate (260 miligramos o menos de Polifenol) lograrían reducir:

- Presión arterial
- Riesgos de ataques al corazón
- Posibilidades de tener accidentes cardiovasculares.

41. - DISFRUTE AMANECERES Y ATARDECERES

Siempre que pueda dedíquele tiempo a disfrutar de las cosas bellas que la vida y nuestro mundo nos ofrecen. Mientas esté concentrado en ello permanecerá ajeno a todas las molestias que trae aparejado el estrés. Resulta incalculable el bienestar emocional que provoca ver / contemplar la salida y la puesta del sol con sus maravillosos contrastes de colores (verdaderas obras de arte que ningún pintor puede lograr). Invite a su pareja a compartir diariamente junto a usted esos románticos, muy variados, sanos y gratuitos momentos de esparcimiento.

42. - DISTRÁIGASE

Dedíquele tiempo, de manera sistemática, a las actividades de distensión que lo relajen y le disminuyan el estrés. Entre ellas podemos mencionar:

- Bailar
- Caminar

- Cantar
- Cocinar
- Escuchar música
- Jugar con su mascota
- Leer
- Nadar
- Pasear
- Pescar
- Practicar un hobby
- Regar sus plantas
- Remar.

No se encierre, por el contrario salga a divertirse aunque no tenga deseos. Si no encuentra compañía no dude en distraerse usted solo.

ALGUNAS OPCIONES SON

- Acuario
- Ballet
- Cabaret

- Cine
- Circo
- Club
- Fiestas
- Galerías
- Librerías
- Museos
- Ópera
- Parques
- Reuniones de amigos / familiares
- Tiendas
- Teatro
- Zoológico.

Delegue en sus familiares o en sus amistades el cuidado de sus hijos para que pueda disfrutar esporádicamente de un pleno esparcimiento. Si no puede salir de su casa mire a través de su ventana o balcón la mayor cantidad de tiempo posible.

43. - DUERMA CORRECTAMENTE

El sueño es tan importante para el ser humano como la alimentación o la ingestión de líquidos, entre otras razones porque durante ese tiempo tienen lugar múltiples reacciones metabólicas que favorecen el buen funcionamiento del organismo. Además, dormir es una muy buena forma de ayudar no sólo al cuerpo sino a la mente ya que es la mejor manera de relajarnos.

Si uno no duerme el tiempo suficiente para reponerse es muy probable que comience a padecer de estrés o que empeore el que ya tiene; de tal suerte, el cuerpo tratará de obtener energías exhortándolo a ingerir grandes cantidades de comida y se pueden adquirir enfermedades cardíacas. Un estudio efectuado por la universidad de Harvard en Estados Unidos con estudiantes de Matemáticas llegó a la conclusión de que un buen descanso nocturno duplica la capacidad de resolver los problemas planteados el día anterior ya que el cerebro (activo durante el sueño) tiene tiempo para sintetizar lo anteriormente aprendido. De tal suerte, es correcto decir "voy a consultarlo con la almohada". Sólo durmiendo correctamente, podrá encarar mejor sus problemas cotidianos. Por otra parte, si usted duerme mal tampoco estará en condiciones de combatir las enfermedades afines al estrés.

Trate de dormir un mínimo de siete horas diarias. No obstante, determine cuántas horas realmente necesita usted para poder recuperarse totalmente. Tenga en cuenta la recomendación de uno de los más grandes pensadores de la humanidad, Sócrates de Atenas (469-399 a.n.e.) cuando dijo: "Conócete a ti mismo". Una vez que haya precisado dicho horario personal, trate de cumplirlo totalmente levantándose y acostándose a las mismas horas siempre para respetar su propio reloj biológico.

Ni el cerebro ni el resto del organismo pueden funcionar correctamente cuando están fatigados. Si las horas nocturnas de sueño le resultan escasas, es recomendable tomar durante el día una breve siesta. Evite, a toda costa, consumir somníferos. La habitación de su hogar destinada a dormir sólo debe ser utilizada con ese único propósito porque con ello le está enviando un mensaje subliminal al subconsciente de que al entrar en ella comenzará su relajación y su descanso. Garantice, con unas buenas persianas, que no le moleste la claridad. Mientras duerme no debe existir ninguna luz encendida, ni siquiera el despertador debe permanecer iluminado. Impregne el dormitorio con su fragancia preferida y procure que esté a prueba de ruidos o utilice tapones en los oídos. La temperatura ideal para dormir óptimamente es de aproximadamente unos 72 grados Fahrenheit (22 grados Centígrados). A los efectos de garantizar un sueño fructífero, mantenga siempre completamente limpia la ropa de cama y rote periódicamente sobretodo la funda de la almohada.

ANTES DE DORMIR NO CONSUMA

- Alcohol
- Café / Té
- Comidas grasosas
- Chocolate
- Drogas (de ningún tipo)
- Picantes.

Además de los estimulantes antes mencionados, tampoco se deben ingerir comidas o líquidos cuando se está próximo a dormir para no tener que interrumpir el sueño al tener que ir al baño.

Es muy importante disponer de un colchón y una almohada que sean confortable para garantizar un buen descanso. Recomendamos el uso de los modernos colchones de espuma con memoria y las almohadas elastométricas que permiten alinear correctamente la cabeza con el resto del cuerpo.

Antes de dormirse procure relajarse y/o puede repetir varias veces el Salmo bíblico 4:8 que dice: "En paz me acostaré, y así mismo dormiré". El descanso es uno de los principales mandamientos de la ley de Dios. En Eclesiastés 4:6 dice la Biblia: "Más vale un puño lleno con descanso, que ambos puños llenos con trabajo y aflicción de tu espíritu". No vea, lea, ni escuche noticias antes de dormir ya que es muy probable que no pueda gozar del sueño reparador que tanto necesita. Si no logra conciliar el sueño no se quede en la cama, levántese y realice alguna actividad útil, de relajación o lectura. Investigue por qué es que no puede dormir bien o por qué está padeciendo de insomnio.

44. - EL MASAJE AYUDA

Se ha encontrado literatura médica china con más de cuatro milenios de antigüedad que recomendaba el poder terapéutico del masaje. Y en la actualidad se utiliza eficazmente para lograr el alivio del estrés.

BONDADES DEL MASAJE

- Ayuda a eliminar los bloqueos del sistema neuromuscular
- Eleva el nivel de Oxitocina en el cuerpo
- Elimina las toxinas de los tejidos
- Equilibra el sistema nervioso autónomo
- Mejora la circulación de la sangre
- Relaja los músculos.

El masaje realmente funciona debido a la estimulación de la enorme cantidad de receptores del sistema nervioso que existen en la piel y a través de los cuales el cerebro recibe señales de relajación y bienestar. Además, gracias a la acción de los masajes el cuerpo produce analgésicos naturales, particularmente Endorfinas que minimizan la presencia de las hormonas del estrés. Para aliviar el estrés crónico se recomienda apelar al masaje por lo menos una vez por semana. Usted puede pedirle a su pareja u otra persona que le proporcione el masaje, pero, lo ideal es solicitar los servicios de un masajista profesional. Dada su importancia para el alivio del estrés se debe apelar a los servicios de un experto en la técnica metamórfica.

LOS MASAJES DE RELAJACIÓN SE DIVIDEN EN

- Sensitivos
- Terapéuticos.

TÉCNICAS DEL MASAJE DE RELAJACIÓN SON

- Amasamiento (de martillo, digital, con el puño, con los dos pulgares y con los nudillos)
- Deslizamiento
- Deslizamiento con presión
- Fricción
- Golpeteo
- Manos ahuecadas
- Rozamiento
- Pases
- Percusión
- Pinzamiento
- Torsión.

Aunque todas estas técnicas son muy beneficiosas para la salud en general, de particular importancia para el alivio del estrés son: la Percusión y el Rozamiento. Consulte con su masajista la posibilidad de incluir en la terapia: aceites, anestésicos o cremas, para lograr mejores resultados en la misma.

Una peculiar forma de aliviar el estrés lo constituye el masajeen el cuero cabelludo ya que al favorecer la circulación sanguínea nos brinda una muy agradable sensación de calma y bienestar; sus efectos terapéuticos se sobredimensionan cuando se aplica con un aceite tibio (ideal para quienes padecen de cefaleas e insomnio).

45. - ELEVE SU AUTOESTIMA

Tener una alta autoestima sirve de excelente contrapunto al estrés. Crea siempre en usted y repítase a sí mismo: "Yo sí puedo". Piense que más grande que usted es el planeta en el que vive y no obstante cotidianamente camina sobre él. A los efectos de que se sienta bien consigo mismo tenga presente en todo momento las cosas que en particular usted sabe hacer correctamente y hasta mejor que otros; piense en lo bien que se encuentra respecto a otras personas física y materialmente y recuerde que nadie puede ser totalmente exitoso en todo a la vez.

Concéntrese primero en la solución de sus necesidades propias y luego atienda las prioridades de los demás. Esto es, no sea candil de la calle mientras tiene oscuridad en su casa. Ámese a sí mismo para poder amar al prójimo. Quiérase aunque no sea perfecto. Cada quien goza de la libertad de pensar lo que quiera. Como ya apuntamos, la opinión que alguien tenga de usted es un problema de esa persona y nunca un problema suyo. Nadie es mejor que nadie. La gran activista social y esposa del presidente norteamericano Franklin Delano Roosevelt, Anna Eleanor Roosvelt (1884-1962) sentenció: "Nadie puede hacerte sentir inferior sin tu consentimiento". Muchas veces quedamos mal con la sociedad, pero, con quien no podemos quedar mal nunca es con nosotros mismos. El escritor norteamericano Robert J. Ringer nos recuerda: "El mundo puede no tener la obligación de cuidar de usted, pero usted está obligado a cuidar de sí mismo". Así que, apague ahora mismo el gris de su vida y encienda los colores vivos que lleva dentro.

El conocido motivador norteamericano Wayne W. Dyer ha dicho: "Si crees totalmente en ti mismo, no habrá nada que esté fuera de tus posibilidades". De modo que, cada mañana repítase en voz alta frente el espejo que: "Usted es una criatura adorable que merece ser feliz" y luego piénselo durante el resto del día. Ponga esta información por escrito y/o grábela, téngala siempre al alcance de su vista y de sus oídos. Este simple ejercicio puede modificar para bien su estado de ánimo. A partir de este preciso instante elija sentirse bien. Recuerde las sabias palabras del gran escritor español Fray Luis de León (1527-1591): "Estar en paz consigo mismo es el medio más seguro de comenzar a estarlo con los demás".

No permita nunca que alguien pueda hacerlo sentir inferior, simplemente no le dé su consentimiento para ello. Un proverbio ruso dice: "Caerse está permitido, levantarse es obligatorio". Y uno chino plantea: "Si te caes siete veces, levántate ocho". Para poder salir adelante el mejor activo con que cuenta es con su propia persona. Dude de quien quiera dudar, pero, nunca dude de usted. Tenga muy presente que podrá elevar su autoestima en la medida que aumente su autoconfianza. Elija ser su mejor amigo y no su enemigo, porque la persona que siempre estará al lado suyo es usted mismo. Usted puede ser solamente un individuo más para el resto del mundo, pero, para alguien en particular usted puede ser el mundo mismo.

No pase tiempo alguno con quien no esté dispuesto a pasarlo con usted. Vacúnese hoy mismo contra el síndrome de la autocompasión y recuerde: nunca esté por debajo de sus posibilidades. ¡Viva lo mejor que pueda, mientras esté vivo!

46. - ELIJA UNA CINEMATOGRAFÍA NO INVASIVA

Esto quiere decir que si le gusta ver películas, debe seleccionar temáticas recreativas y/o instructivas. El cine de guerra, de violencia y de misterio puede causarle estrés. Dice el dicho que: "No podemos pedirle Peras al Olmo"; Luego, viendo películas de horror ese será precisamente el sentimiento que va a experimentar y padecer. En sus manos está la elección de qué tipo de cinéfilo / persona quiere usted ser.

47. - ENCUENTRE SOLUCIONES

En una situación adversa, piense en qué es lo peor que le puede ocurrir, acéptelo, luego proponga varias soluciones (tantas como sean posibles), elija la mejor de todas y después trate de implementarla. Mohandas Karamchand Gandhi (1869-1948) dijo: "Cuando hay una tormenta los pajaritos se esconden, pero las águilas vuelan más alto".

48. - ENVIDIAR ES PECAR

Si comete el error de estar pendiente de los logros ajenos llenará su vida de conflictos innecesarios, de desarmonía y negativismo (caldo de cultivo propicio para padecer de estrés). Jackson Brownle escribió a su hijo: "La envidia es el homenaje que la mediocridad le rinde al talento". No pierda tiempo y energías en lo que no sea su propio bienestar. Dice el refrán que: "Al que Dios se lo dio, que San Pedro se lo bendiga". Encuéntrele solución a los problemas y consiga la felicidad por usted mismo ya que tiene el potencial para ello.

No lo deje para mañana, si la experimenta, desista de la estéril envidia desde hoy mismo y la vida en pago le sonreirá.

Tenga en cuenta que siempre habrá alguien más pobre o más rico que usted.

49. - ESCRIBA

De lo que se trata es de mantener su mente ocupada en algo que lo distraiga en una sana actividad. Haga poemas, poesías, novelas, escríbale a los periódicos, etc. Descubra el escritor que lleva dentro y tal vez pueda hacerse rico y famoso si se decide a publicar lo que escribe.

50. - ESCRIBA UN DIARIO

Llevar un diario de su vida puede resultar otra muy buena manera de desahogarse y liberar sus tensiones. Anote los acontecimientos que le causan estrés así como la forma en que usted reacciona ante ellos. Tome notas acerca de cada frase negativa que le venga a la mente y de las veces que se ofende o se auto-agrede. Escriba las causas que le están impidiendo disfrutar de una buena calidad de vida. Llevar un diario tiene la ventaja de que luego puede releerlo y ver cuánto ha progresado respecto a su estrés.

51. - ESCRIBA UNA CARTA

Si prefiere no llevar un diario o no puede hacerlo, al menos redacte un documento privado donde narre cómo realmente se siente usted con relación a su estrés. Describa con exactitud qué es lo que está ocurriendo en su vida. Defina por escrito qué es lo que le produce el estrés y determine sí éste realmente tiene sentido; tome nota acerca de cómo lo maneja y las opciones con que cuenta para enfrentarlo correctamente. No olvide que un problema bien planteado ya está casi resuelto.

52. - ESCUCHE MÚSICA DE FORMA IDÓNEA

Es conocido que la música al incidir directamente en nuestras emociones puede ejercer un efecto de pisco-regulación mejorando el estado de ánimo, eliminando las tensiones y la inquietud al estimular simultáneamente los dos hemisferios cerebrales. Sus efectos relajantes son incalculables. También se sabe que tiene una influencia muy importante en el intercambio de Colesterina, la presión arterial, la tonificación muscular y nerviosa. Según Platón (428-347 a.n.e.): "La música es para el alma lo que la gimnasia para el cuerpo".

Lo ideal es asistir a un centro de Musicoterapia o Audio-analgesia (curación mediante música o sonidos) pero si no puede, al menos escuche ritmos suaves y melodiosos prestando atención a la calidad de los sonidos porque ellos contribuyen a armonizar las ondas del cerebro y hacen que el organismo produzca Melatonina y Dopamina. Serios estudios científicos han demostrado que las personas que son intervenidas quirúrgicamente mientras escuchan su música predilecta no sólo permanecen muy sedadas sino que requieren menos del 50% de la anestesia promedio que normalmente otras personas necesitan. Tenga siempre a su alcance y escuche el repertorio musical que más le agrade y si le es posible haga una compilación del mismo.

ESCUCHE A LOS INTÉRPRETES SIGUIENTES

- André Kostelanetz
- Ernesto Lecuona
- Fausto Papetti
- Franck Pourcel

- P. Mantovani
- Paul Adams
- Paul Mauriat
- Percy Faith
- Ray Conniff
- Raymond Lefevre
- Richard Clayderman
- Stanley Black.

Escuche música Clásica y Gregoriana periódicamente. Ponga la música, la radio y la televisión en el menor volumen posible. Se recomienda tener un buen sonajero en el hogar y/o escuchar sonidos rítmicos de campanas. Adquiera música con mensajes positivos subliminales. Mientras hace ejercicios es bueno que escuche música porque de esta forma se cansará menos al estar concentrado en su atención. Antes de ir adormir es muy terapéutico escuchar canciones de cuna o sonidos relajantes (de la naturaleza, etc.).

En su libro "El Poder de la Mente" Arthur y Ruth Winter plantean:

La fisiología de la audición puede medirse fácilmente, pues el cerebro y el cuerpo son sensibles a los sonidos. Los estímulos auditivos agradables –la música, por ejemplo– pueden producir beneficios emocionales y físicos. Una de las razones por las cuales la música nos afecta físicamente es que tiene ritmo (pulso) y "tempo" (marcha regular), tal como nosotros. El latido permanente del corazón humano es el ritmo musical fundamental; si uno escucha el latir de un tambor primitivo, por ejemplo, comprobará que está oyendo el latido de un corazón. El ritmo se asemeja tanto al de nuestro corazón, que sentimos la necesidad imperiosa de mover el cuerpo, sincronizando el movimiento con la música. La música puede calmar o estimular nuestras emociones, hacer bajar o subir nuestra presión arterial, y afectar nuestra respiración y nuestras células cerebrales. También puede destruir nuestro aparato auditivo cuando su volumen es muy elevado.

La música (sonidos agradables) puede producir un profundo efecto sobre el estado de ánimo, tal como hemos dicho antes.

Leo Shatin, que fuera profesor de Psicología Clínica en la escuela de medicina Mount Sinaí, de la ciudad de Nueva York, e investigador de Psicología Musical, probó las alteraciones que causa la música en el estado de ánimo, en sesiones de terapia de grupo. Comprobamos que la música lenta y triste disminuye la interacción de las personas. Cuando, finalmente, alguien hablaba, lo hacía con enojo u hostilidad. Las canciones alegres, de ritmo rápido, en cambio, las hacían hablar más y de una manera amistosa.

Según Shelley Katsh, especialista en terapia musical, resulta lógico que la música altere el estado de ánimo. Teóricamente, ciertas habilidades musicales, el canto, por ejemplo, se encuentran ubicadas en el mismo lado del cerebro (el derecho) en que se localizan los sentimientos y las emociones.

Encuentre el ritmo

Revise sus discos y cintas grabadas y escoja una canción alegre, de ritmo rápido; una de ritmo lento y una melancólica.

Ahora, estudie su estado de ánimo. ¿Está agitado o nervioso? Si es así, comience con la música rápida y saltarina; gradualmente, vaya cambiando las grabaciones hasta escoger una música serena y apacible.

¿Está deprimido o perezoso? Comience con la música lenta y melancólica y cambie gradualmente hacia la música ligera y alegre. Se sorprenderá al comprobar cómo se modifica su humor.

- No escuche música durante más de veinte minutos cada vez, porque puede fatigar sus sentidos.

- No escuche música mientras esté realizando una tarea intelectual difícil. Puede interferir con su labor.

- Escuche música antes de dormir.

Emplee la música para un interludio romántico. Por lo general, la música que era popular en los años de la adolescencia de la persona a la que trata de inducir a una actitud romántica es la más adecuada.

53. - ESTRUJE PAPELES

Si no dispone de una pelotica de goma u otro objeto antiestrés, usted puede optar por estrujar papel desechable y comprimirlo fuertemente con sus manos. Mientras mayor sea la presión con que usted pueda aplastarlos más desahogará sus tensiones. Si se concentra en practicar su puntería, lanzando el papel convertido en pelota dentro del cesto de basura colocado a una distancia prudencial, se olvidará de los problemas.

54. - ESTUDIE

La superación intelectual es sumamente beneficiosa desde todos los puntos de vista. En particular es una buena forma de olvidarse del estrés. Estudie cualquier curso o carrera. Manténgase estudiando siempre independientemente de su edad. Vivimos en la era de la Computación, luego, estamos obligados a instruirnos en su manejo.

Nunca es demasiado tarde para comenzar a superarse. Siga el ejemplo del filósofo y matemático francés René Descartes (1596-1650) cuando dijo: "Daría todo lo que sé, por la mitad de lo que ignoro". Lo importante es no dejar recesar en ningún momento la actividad cerebral porque lo que no se utiliza, se atrofia. El profesor Marcelo Gleiser apuntó: "El conocimiento no significa necesariamente sabiduría, pero sin duda la ignorancia nunca es una opción razonable". No pierda su tiempo. Sustituya la televisión y sus actividades estresantes por la asistencia a clases o la lectura de un buen libro. Mantenga siempre vivos sus anhelos de superación.

TENGA EN CUENTA ESTAS RECOMENDACIONES

- "La gran meta de la educación no es el conocimiento, sino la acción".
- "La mente es como un paracaídas, funciona sólo cuando la abres".
- "Una mente sin uso es una oficina del diablo y el nombre del diablo es Alzheimer".

55. - ESTUDIE IDIOMAS

El estudio de idiomas le permitirá mantener su agilidad mental al tener que ejercitar la memoria; deberá entender nuevas reglas gramaticales y estructuras semánticas. Ello contribuirá a su enriquecimiento intelectual (y quizás económico) para toda su vida; le exigirá concentrar su atención en algo productivo y no en malos pensamientos. Por otra parte, dominar más de un idioma contribuye a elevar la autoestima.

56. - EVITE LAS MONOTONÍAS

Trate de hacer cosas diferentes todos los días. Elija siempre un camino distinto para llegar a su destino. El tedio es siempre perjudicial para la salud mental.

57. - FIJE SUS PROPIAS METAS

Una persona verdaderamente estará en condiciones de crecer, en todos los sentidos, cuando se imponga metas sin importarle los comentarios, ni las burlas, ni los prejuicios de los demás. Esto es, no comparta sus metas con las personas que lo desanimen a lograrlas y por el contario hágalo sólo con quienes lo alienten a conseguirlas. Está absolutamente demostrado que, por lo general, quienes se trazan metas logran alcanzarlas. Las metas le permitirán poder enfocar sus energías y lo mantendrán motivado a materializarlas. Recuerde que nada pierde con probar si en realidad esto funciona.

Después de discernir entre sus posibilidades reales y sus limitaciones, otra importante manera de conocerse uno mismo, de avanzar de manera orientada y permanecer sin estrés es determinar qué queremos obtener en la vida a corto, mediano y largo plazo. Ante todo, precise con exactitud dónde es que se encuentra en estos precisos momentos y luego defina dónde quiere llegar a estar y en qué lapso de tiempo quiere lograrlo. Tenga presente que todo en la vida comienza siendo pequeño y que las locomotoras arrancan despacio. El gran pensador chino de la antigüedad, Confucio (551-479 a.n.e.) dijo: "Recoja todos los días un puñado de tierra y hará una montaña". Mientras que el novelista francés Antoine de Saint-Exupéry (1900-1944) escribió: "Sólo cuando tomamos conciencia de nuestro papel, aun el más humilde, es cuando somos felices; sólo entonces podemos vivir en paz y morir, pues lo que da sentido a la vida da sentido a la muerte".

Dedíquele tiempo a proyectar un luminoso futuro sobre la base de un consecuente plan de acción. Haga su mapa personal del éxito, téngalo siempre a la vista y chequee periódicamente su cumplimiento; suéñelo de noche y trabájelo de día. No haga como tantas personas que van por la vida sin saber a dónde se dirigen ni qué es realmente lo que las hace felices. Para Henry Ford: "Los días prósperos no vienen por casualidad, nacen de mucho esfuerzo y mucha perseverancia". Apréndase bien la siguiente máxima: "Quien falla en planificar, planificar para fallar". El astrónomo norteamericano Josef Allen Hynek (1910-1986) escribió: "No fue de un salto como los grandes hombres llegaron al éxito. Llegaron allá trabajando con desvelos, mientras los otros dormían".

Ya que la vida es un proyecto, sea usted mismo quien haga el suyo aunque al comienzo no le resulte fácil. Sea el arquitecto principal de esa edificación. Si usted no aspira a nada eso será precisamente lo que obtendrá, nada. Resulta indispensable trazar el camino y recorrerlo para poder llegar a donde uno quiere. Si no toma esta sabia decisión siempre estará perdido y a la deriva. Según Séneca: "No existe viento favorable, para el marinero que no sabe a dónde ir". Decida usted hacia dónde se dirige y comience a actuar de inmediato. Si no tiene coraje para comenzar a hacerlo, entonces ya habrá terminado. Recuerde que los que luchan viven, mientras que los que contemplan simplemente vegetan. Sólo usted es el capitán de la nave de su vida, su deber es conducirla a puerto seguro; lo importante es enfocarse bien, encaminado la proa hacia adelante, hacia la dirección correcta. Todo transcurre de forma más expedita cuando sabemos lo que queremos.

Para poder progresar debemos tener previa y correctamente elaborados nuestros objetivos en la vida; enfóquese en ellos y nunca los pierda de vista; conviértalos en el faro que ilumine su bienestar y no preste atención a la distancia que tendrá que recorrer. El científico y escritor inglés Arthur Charles Clarke (1917-2008) apuntó: "La única forma de descubrir los límites de lo posible, es yendo más allá de ellos, a lo imposible". De modo que, tómese su tiempo y establezca, sobre la base de sus más puras ilusiones, sus metas y hágalo hoy mismo antes de irse a la cama a descansar.

Definir sus propias metas es indispensable para gozar de una buena salud mental. Sepa que su felicidad está en juego y que ella depende del esfuerzo que esté dispuesto a hacer para conquistarla; incorpore a su vida el ferviente deseo de cambiarla para bien. Haga la elección correcta de asumir, a partir de este momento, el control y la responsabilidad de su existencia. Tome en cuenta el proverbio irlandés que dice: "Tú tienes que crecer, no importa cuán alto era tu abuelo".

Piense siempre en grande y recuerde que la mente todo lo puede. Según Gar-Mar: "Las bacterias más mortíferas son las ideas pequeñas. Son veneno para los nervios. No hay nada tan higiénico como vivir dominado por pensamientos grandes". Luche siempre por alcanzar sus anhelos y no albergue temor alguno. Evite la frustración que produce el arrepentimiento de no haber intentado algo. Dicen que es mejor fracasar en el intento que no triunfar por temor al fracaso y que sólo una cosa vuelve un sueño imposible: el miedo a fracasar. El famoso escritor ítalo-americano Felice Leonardo Buscaglia (1924-1998) señaló: "Los riesgos tienen que ser corridos, pues el mayor riego en la vida es no arriesgar nada. La persona que no arriesga nada, no hace nada, no tiene nada, no es nada y no hace cosa alguna. Puede evitar el sufrimiento y la tristeza, pero no puede aprender, sentir, modificarse, crecer, amar y vivir. Es un esclavo. Fue privado del derecho de su libertad. Solamente la persona que arriesga es verdaderamente libre".

Dice un proverbio chino que: "Quien no tiene sueños, no tiene mucho". Esto es, quien no sueña, nunca llega a tener en abundancia. Y para que los sueños se cumplan uno no se debe quedar dormido. Eleanor Roosevelt (1884-1962) dijo: "El futuro es de los que creen en la belleza de sus sueños". Otra consideración importante al respecto es la que hace el escritor brasileño Érico Verísimo cuando señala: "Nunca te desprendas de tus sueños, pues si ellos mueren tu vida será como una pájaro con un ala rota, que no puede volar". No es viejo el que pierde su cabello sino el que pierde sus esperanzas. No se prive de tirarle piedras a la luna porque quizás hasta tumbe una estrella...

LAS METAS DEBEN SER

-Beneficiosas

-Fechadas

-Equilibradas

-Escritas

-Específicas

-Medibles

-Objetivas

-Personales

-Realistas

-Recordables

-Positivas

-Significativas.

BENEFICIOSAS

Tienen que aportarle realmente dividendos positivos.

FECHADAS

Tiene que ponerle al menos mes y año de cumplimiento; nunca deben decir simplemente: "en el futuro" o "cuando sea viejo", porque esas "fechas" no aparecen en los almanaques.

EQUILIBRADAS

Tienen que tener afinidad con su personalidad.

ESCRITAS

Como todas las cosas importantes, las metas deben estar plasmadas en algún lugar.

ESPECÍFICAS

Las metas no pueden ser algo vago, aproximado o abstracto,

tienen que especificar concreta y tangiblemente lo que se desea obtener. Usted no puede decir simplemente "quiero tener mucho dinero", porque esa cifra no existe; por lo tanto, tiene que poner el monto exacto al que aspira.

MEDIBLES

Deben ser cuantificables.

OBJETIVAS

Sea claro y preciso en la definición de sus metas.

PERSONALES

Las metas tienen un carácter personal; luchar por ellas es algo que le corresponde sólo a usted y que no puede delegar en nadie; son de su propia responsabilidad. De igual modo, será usted quien disfrutará de los beneficios que aporten su cumplimiento.

REALISTAS

Tienen que ser realmente alcanzables.

RECORDABLES

Tienen que ser fáciles de poder recordar. Debe repetirse constantemente a usted mismo el contenido de sus metas hasta memorizarlas.

POSITIVAS

Sólo precise aquellas cosas que usted desea y no mencione las que no desea. Evite utilizar la palabra "no".

SIGNIFICATIVAS

Tienen que poseer una relevancia particular para usted.

Lo exhorto, estimado lector, a que siga el consejo de San Francisco de Asís (1182-1226) cuando dijo: "Comience haciendo lo que es necesario, después lo que es posible y de repente estará haciendo lo imposible". En hebreos 12:1 dice la Biblia: "Despojémonos de todo peso... y corramos con perseverancia la carrera que tenemos por delante". Según Confucio (551-479 a.n.e): "Si ya sabes lo que tienes que hacer y no lo haces entonces estás peor que antes".

EL ÉXITO DEPENDE DIRECTAMENTE DE

- El optimismo
- Estar dispuesto a recorrer siempre una milla más
- La persistencia
- La toma de acción.

58. - FLEXIBILICE SUS EXPECTATIVAS

Muchas veces en la vida pecamos por sobrestimar a ciertas personas esperando de ellas lo que al final no son capaces de hacer o aportarnos. Ante esta situación no debemos perder los estribos para no ser víctimas del estrés que ello trae consigo. Y esto es válido también para con nosotros mismos; de modo que si no podemos realizarlo que pensábamos no nos queda otra opción que aceptarnos tal cual somos (con nuestras limitaciones e imperfecciones humanas). Por ejemplo, si la institución para la cual usted trabaja decidiera prescindir de sus servicios, usted sólo debe decir en este caso: "Perdónalos señor porque no saben lo que se pierden, amen". De manera optimista, siempre considere que vendrán tiempos mejores. Esta recomendación bien puede ser concluida con la reflexión del anteriormente citado filósofo chino Confucio: "... Espera poco de los demás. Así te ahorrarás disgustos".

59. - GOLPEE UNA ALMOHADA

Con un bate de béisbol u otro objeto golpee reiteradamente una almohada con todas sus fuerzas mientras desahoga su ira. Esta muy sencilla actividad le desestresará tanto como participar en una demolición.

60. - GRITE TODO LO QUE PUEDA

Sí, nos referimos al verbo "gritar". Como lo más probable es que con ello pueda molestar a sus vecinos y familiares acuda, lo más frecuente que pueda, a lugares donde nadie lo escuche y aproveche para vociferar hasta desgañitarse; ello le permitirá no sólo desahogar todas sus frustraciones sino que fortalecerá su sistema respiratorio-fonatorio. Aproveche para darle rienda suelta a sus emociones, porque mantenerlas reprimidas perjudica su salud. Otra opción es gritar mientras conduce su auto a solas y con los cristales en alto. Esta técnica fue desarrollada por el gran orador de la Grecia antigua Demóstenes (384-322 a.n.e.).

61. - HAGA EJERCICIOS

Sabemos que el sólo hecho de plantearnos la necesidad de emplear este recurso resulta un tanto tedioso y más aún su realización, pero, se trata de algo ineludible; porque hacer ejercicios físicos periódicamente no sólo es muy bueno para la salud del cuerpo sino también para la salud mental. Los seres humanos no estamos diseñados para vivir sedentariamente.

LOS EJERCICIOS PERMITEN

- Bajar de peso
- Desconectarnos de los problemas
- Despejar las preocupaciones
- Liberar la energía acumulada
- Mantenernos saludables
- Movernos con soltura
- Ponernos de buen humor
- Relajarnos
- Sentirnos bien.

Los ejercicios aeróbicos y los no competitivos disminuyen la ansiedad y la producción de las hormonas del estrés por una parte y por otra incrementan la elaboración de las Endorfinas (neurotransmisores auto-producidos que contrarrestan no solamente las tensiones sino que mitigan los dolores y proporcionan una agradable sensación de bienestar).

Cuando vemos modificaciones positivas en nuestro cuerpo nos aumenta la autoestima y esto minimiza considerablemente el estrés. Si puede, consulte a un entrenador y/o visite el gimnasio más cercano a su domicilio o su centro de trabajo. Y en caso contrario, no deje nunca de hacer ejercicios según sus posibilidades (baile, corra, monte bicicleta, nade, patine, reme, etc.). Hágalos preferiblemente en horas tempranas de la mañana ya que las lesiones suelen ocurrir cuando estamos agotados, distraídos o bajo algún tipo de presión. A propósito de nadar, una manera eficaz de uno relajarse es flotar en el agua.

Créase o no, la actividad física sistemática no sólo ayuda a aliviar la tensión muscular, sino que también mejora el estado de ánimo, nos fortalece el cerebro y por lo tanto favorece la buena memoria. Recientes estudios médicos han demostrado que la falta de actividad física puede aumentar el riesgo de padecer de artritis, particularmente en las mujeres.

La Cardiología hace mucho tiempo que llegó a la conclusión de que quien está siempre activo vive más y mejor que el que permanece inactivo. Después de haber pasado por una situación estresante, nada es tan beneficioso como la práctica de algún ejercicio ya que ello contribuye a la eliminación del Cortisol y la Adrenalina del cuerpo y en general restablece su normal funcionamiento.

La mejor actividad física que alguien pueda realizar es la que más placer le reporte. La mayoría de las personas desisten una vez que transcurre cierto tiempo después de haber comenzado a hacer ejercicios físicos simplemente porque le significan un sacrificio hacerlos. Así las cosas, determine cuál es la actividad física que más disfruta hacer y póngala en práctica; sólo así logrará estar siempre en la mejor forma posible.

Si usted no puede ejercitarse por espacio de 30 minutos seguidos, puede optar por seccionarlos a lo largo del día en 3 cortas jornadas de 10 minutos o en 2 de 15 minutos. Se recomienda hacer ejercicios junto a otras personas que lo comprometan a no abandonarlos y en particular hacerlos junto a su pareja porque ello hace que el cuerpo genere Feromonas que favorecen el deseo sexual.

Hacer ejercicios es, sin lugar a dudas, uno de los mejores

"medicamentos" que existen y son muy fáciles de hacer. Incorpore, con la aprobación de su médico, esta maravillosa actividad a su estilo de vida. Los expertos aseguran que "las zapatillas deportivas son el mejor tonificador del cerebro que existe" y se basan en que al mejorar el ritmo cardiaco y por lo tanto la circulación sanguínea, los ejercicios permiten una mejor irrigación cerebral manteniendo en óptimo estado las conexiones inter-neuronales (lo cual es indispensable para la elaboración del pensamiento). Además, la ejercitación corporal impide el deterioro de nuestro "músculo pensante" al garantizar la consecuente oxigenación del mismo. Mientras más saludable usted se encuentre más fácil le resultará soportar el estrés. No olvide nunca que los sabios griegos recomendaban tener "mente sana en un cuerpo sano".

Después de realizar sus ejercicios espere que transcurran por lo menos dos horas para dormirse.

62. - HAGA TODO EL SEXO (RESPONSABLE) QUE PUEDA

Científicos muy prestigiosos del Instituto de Investigaciones de Nueva Inglaterra en Massachusetts, Estado Unidos, han llegado recientemente a la conclusión de que los hombres que tienen frecuentes relaciones sexuales (al menos dos por semana) reducen hasta en un 45% el riesgo de sufrir enfermedades cardiovasculares y prostáticas.

No es una broma decir que el sexo nos ayuda a poder pensar mejor, porque está comprobado que la estimulación genital aumenta el metabolismo cerebral y en general nos hace más bella y alegre la vida. Sepa que cuando hace el amor durante media hora usted quema un promedio de 200 calorías. El sexo tiene un gran poder profiláctico contra el estrés ya que merma la acción destructora de sus hormonas.

Intente, una y otra vez, revivir la pasión que caracterizó la relación con su pareja en los comienzos de la misma, esto es, nunca deje atrás la primigenia condición de noviazgo. Desarrolle su creatividad y busque recursos eróticos.

EL SEXO ES UN BUEN EJERCICIO QUE PERMITE

- Aliviar el estrés como ninguna otra terapia
- Aumentar la calidad y las expectativas de vida
- Aportar al organismo una excelente vibra, una gran alegría y un gran sosiego
- Armonizar cuerpo y alma
- Eliminar las tensiones
- Estimular la secreción de Endorfina (hormona del placer)
- Estrechar la relación afectiva
- Liberar Oxitocina (hormona del amor)
- Mejorar el estado de ánimo
- Mejorar la circulación sanguínea
- Disfrutar de un sueño reparador
- Disminuir las posibilidades de un ataque cardíaco.

Si la actual caótica cotidianidad y el estrés lo agobian y le disminuye el deseo sexual puede solicitar la asesoría del autor de este libro u otro especialista en estrés conyugal. No se quede cruzado de brazos, actúe, ya que por lo general siempre existen soluciones.

63. - INTERACTÚE CON ANIMALES

Dedicarle tiempo a compartir con las mascota nos entretiene, nos despeja la mente, nos hace olvidar las preocupaciones y nos proporciona alegría. Por estas razones, tenga siempre al menos una en su hogar y si le es posible tener varias será mucho mejor. Estudios científicos de la Universidad de Missouri en Estados Unidos determinaron que quienes salen a caminar con sus perros diariamente sufren de menos estrés y viven más años porque esta actividad les permite aumentar la producción de hormonas que minimizan la ansiedad tales como la Oxitocina, la Proclatina y la Serotonina.

64. - INTERCAMBIE CORRESPONDENCIA

¿Alguna vez le envió un correo electrónico a un amigo contándole acerca del día terrible que tuvo y se sintió mejor después de hacerlo? Esto puede ser una muy buena forma de desahogarse y aliviar así su estrés. Aproveche las ventajas que el mundo cibernético nos ofrece para mantenerse en contacto con sus buenas amistades; intercambie con ellas toda la correspondencia que pueda.

65. - JUEGUE CON NIÑOS

Lo más a menudo que le sea posible, saque ese niño que lleva dentro. Retrotraerse a su infancia es una muy eficaz forma de olvidar los problemas de la vida adulta. Alégrese y diviértase con las cosas que alegran y divierten a los más pequeños de la casa. Tenga siempre presente que la felicidad de su "segunda infancia" depende de usted.

66. - LA HIPNOSIS ES LA MEJOR SOLUCIÓN

La Hipnosis es la mejor manera de contrarrestar el estrés y no porque lo diga el autor que es hipnólogo clínico sino porque realmente es el método más antiguo que se conoce mediante el cual la mente logra dominar al cuerpo sin producir efectos secundarios. La Hipnoterapia es un método mucho más seguro y con muchas más ventajas que los antidepresivos y los ansiolíticos. Pídale al hipnoterapeuta que le enseñe ejercicios de auto-relajación o autógenos.

67. - LEA BUENA LITERATURA

Adquiera y lea buenos libros. Visite la biblioteca más cercana a su domicilio o centro de trabajo para enriquecer su espectro cultural y para indagar sobre los temas de su interés. Recuerde que el saber no ocupa espacio. Lea libros que lo inspiren así como biografías de grandes hombres y mujeres de la Historia. Instrúyase en sentido general. Leer de modo sistemático no sólo hace que ejercitemos la mente sino que nos mantiene ocupados de tal forma que nos aleja de los malos pensamientos que ocasionan estrés.

Cuando era un niño soñaba con poseer algún día una buena enciclopedia. Actualmente, gracias al desarrollo tecnológico, al igual que todo el mundo puedo disfrutar de la mejor de todas teniendo acceso a la Internet. De modo que en lugar de dilapidar el agotable recurso que el tiempo es, aprovecho este verdadero milagro intelectual para tratar de superarme cada día más. Le exhorto a que, para su bienestar y satisfacción personal, haga usted lo mismo.

68. - LEVÁNTESE MÁS TEMPRANO

Benjamín Franklin aconsejaba: "No malgaste el tiempo porque ésa es la mercancía de que está hecha la vida". De tal suerte, levántese más temprano de lo que acostumbra y el tiempo le rendirá más. Así también evitará el estrés que produce pensar que no llegará a tiempo a su puesto de trabajo. Bien dice el refrán: "El que madruga, Dios lo ayuda".

69. - LIMPIE SU ENTORNO

Done, regale o bote todo lo que guarda y no utiliza (objetos, ropa, papeles, adornos, juguetes, etc.). Esto es, elimine todo, absolutamente todo lo que no le resulte útil. Abra espacio para darle cabida a lo nuevo o simplemente disfrute la holgura lograda. Los ambientes recargados y/o sucios nos afectan negativamente más de lo que nos podemos imaginar. Recuerde que el estilo barroco hace mucho tiempo que pasó de moda y que todo en exceso es malo.

Para garantizar el bienestar del subconsciente también se recomienda mantenerlas plantas que adornan su entorno libre de hojas secas, sin malas hiervas a su alrededor y simétricamente cortadas. Tenga siempre presente que su hogar es su refugio y el castillo donde usted reina.

70. - LIMPIE SU MENTE

Haga todo el esfuerzo posible por despejar de su mente la información no necesaria (malos recuerdos, experiencias desagradables, cifras, teléfonos, etc.). Elimine los números que no son esenciales, tales como: edad, peso y estatura; deje que su médico sea quien se preocupe por ellos. Tampoco guarde en su mente lo que no le resulte imprescindible. No tenemos que cargar siempre con un pesado "equipaje". Lo que no sirve simplemente se descarta.

71. - LLORE

Un prestigioso galeno del siglo XVIII advirtió que: "La pena que no se desahoga en lágrimas puede hacer llorar a otros órganos". Por ello, nunca reprima los deseos de llorar. No tiene que avergonzarse por hacerlo. Existe el falso concepto de que llorar es malo, cuando en realidad es todo lo contrario ya que es un mecanismo natural del cuerpo para liberarse del dolor. Por esta razón, después que termine de llorar notará un agradable alivio.

PROVERBIOS

- "Cuando logramos llorar, la vida nos sonríe".
- "Después que lloran, los ojos ven mejor".
- "Las lágrimas derramadas son amargas, pero más amargas son las que no se derraman".

Siempre que pueda llorar delante de alguien hágalo porque, espiritualmente hablando, reporta mucho más beneficios.

OCULTAR EMOCIONES RESULTA CONTRAPRODUCENTE

- En algún momento estallaremos (muchas veces de forma violenta e incluso por causas triviales).
- La mente capta esta actitud como una señal de peligro.
- Se acumulan sentimientos negativos.
- Se desarrolla un estado de ansiedad.
- Se sobrecarga la actividad mental subconsciente.

- Se tensan todos los músculos del cuerpo.

72.- MANEJE CORRECTAMENTE SU AUTOMÓVIL

Salga siempre con suficiente antelación para poder lidiar con los imprevistos del tráfico. Antes de partir verifique que tiene perfectamente a su alcance el teléfono móvil, pero, evite utilizarlo. No realice ninguna otra actividad mientras esté conduciendo. Entretenerse o apartar, aunque sea unos muy breves instantes, la vista del camino puede ser fatal. Mientras conduce no discuta con nadie ni escuche nada que lo pueda alterar (noticas, música estridente, etc.). Descarte el exceso de velocidad.

REFRANES

- "Es mejor llegar tarde que no llegar nunca".
- "Más vale perder un minuto en la vida que no la vida en un minuto".

CONDUCIR A UNA VELOCIDAD MODERADA LE AYUDA A

- Evitar estrés
- Gastar menos combustible, frenos y neumáticos
- No tener que pagar multas
- Prevenir accidentes.

Cuando tenga que realizar un viaje largo, hágale primero un mantenimiento general a su auto, verifique si los neumáticos tienen la debida cantidad de aire (incluido el repuesto) y que todas las luces estén funcionando; salga lo más temprano posible en la mañana y durante el trayecto haga paradas esporádicas para descansar y estirar el cuerpo.

73. - MANEJE EL ESTRÉS EN FORMA SANA

No pierda la cabeza cuando más la necesita. No intente ahogar sus penas en el alcohol, no use drogas, no fume, no coma de más, ni practique la promiscuidad sexual. Porque, ni emborrachándose, ni drogándose, ni fumando, ni engordando, ni siendo irresponsable en las relaciones sexuales se le quitará nunca el estrés (aunque a usted le dé esa impresión). Con tan dañinos hábitos de autoagresión lo que hará es incrementarlo. Lo que logrará es crear aún más problemas, como por ejemplo: dañará su salud, creará adicciones, tendrá una apariencia desagradable, se enfermará, enfermará a su pareja y todo ello se traducirá en malas relaciones socio-familiares. Nunca atente contra usted mismo porque ello es contra natura. Tenga siempre presente la reflexión de Confucio: "Los vicios vienen como pasajeros, nos visitan como huéspedes y se quedan como amos".

74.- MANTENGA LA CALMA

Haga todo el esfuerzo posible por mantener siempre la calma. Tome consciencia de que siempre anda apurado y desista progresivamente de esa actitud. Dicho en otros términos: rompa con el mal hábito de estar siempre corriendo a toda velocidad. Camine despacio y en general desacelere su vida.

SI SE ENCUENTRA ATASCADO EN EL TRÁFICO:

- Acepte el problema.
- Desarrolle su imaginación para encontrar formas de no enfadarse y emplear constructivamente el tiempo.

- Piense en las bendiciones que posee.

- Dele muchas gracias a Dios por no ser el protagonista del posible accidente ocurrido.

- Aproveche para disfrutar el paisaje que usualmente no puede apreciar porque siempre anda de prisa y los detalles se le escapan.

- Haga las llamadas telefónicas que tiene pendiente.

- Apriete y suelte reiteradamente el timón de su auto.

- Concéntrese en escuchar su emisora de FM preferida y mueva su cuerpo al compás de la música.

75. - MANTENGA LA UNIDAD FAMILIAR

Cuando una pareja se separa o se divorcia, ambos miembros de la misma suelen padecer, en una u otra medida, de síntomas similares a los del Estrés Postraumático. Esto es, experimentan remembranzas abrumadoras y dolorosas de lo ocurrido traducidas en trastornos psicológicos y sentimientos perjudiciales.

EJEMPLOS DE SENTIMIENTOS PERJUDICIALES SON

- Agresividad

- Ansiedad

- Autoestima baja

- Culpabilidad

- Depresión

- Descontrol
- Desesperanza
- Desorientación
- Dolor
- Miedo
- Tensión
- Tristeza, etc.

Entonces, procure mantener a toda costa la unidad familiar. Nada estresa tanto (a corto, mediano y largo plazo) como una ruptura y esto se maximiza cuando existen hijos. Consúlteme o consulte a otro especialista en estrés conyugal y verá que siempre existen recursos a los que apelar para preservar la integridad conyugal. Haga esto y todo lo que esté a su alcance para no convertirse en una estadística más al sumarse a quienes conspiran contra la sociedad al dañar su principal estructura.

Nunca, por ningún motivo, cometa violencia doméstica, vale decir, no agreda jamás (física ni verbalmente) a ningún miembro de su familia; ello no sólo es éticamente incorrecto sino que además del estrés que le puede producir, en muchos países es ilegal y sus secuelas suelen ser nefastamente irreversibles.

Como ya sabemos, el estrés es contagioso; luego, es necesario impedir que algún miembro de la familia padezca de estrés crónico porque ello, tarde o temprano afectará a los demás integrantes de dicho núcleo y se correrá el riesgo de que surja la adicción colectiva al mismo. Está demostrado que, a diferencia de los demás estados civiles, las personas que están casadas sufren menos de depresión. Trate de mantener siempre el buen humor dentro de la relación de la pareja ya que un matrimonio que no ríe, más temprano que tarde, se destruye. Tenga presente el proverbio que dice: "La familia que comparte la mesa, perdura".

No pretenda que su pareja adivine lo que usted quiere. En el matrimonio se impone la extroversión para poder salvaguardar la armonía, tanto en el sexo como en lo cotidiano. Dígale siempre a su pareja todo lo que piensa y todo, absolutamente todo lo que le gusta y cómo le gusta. Recuerde que es la familia (y generalmente nadie más) quien se ocupa de usted cuando está enfermo, por esto también debe cuidarla mucho.

76. - MASQUE CHICLE

Esto no es una broma. Aunque le parezca absurdo, estudios muy recientes han comprobado científicamente que esta acción garantiza disminuir considerablemente el estrés y que mejora la memoria. Por tales razones se ha comenzado a considerar el permitir que se pueda hacer dentro de las escuelas.

77. - MEDITE

La palabra meditación proviene del latín y significa ejercicio intelectual. Esta efectiva forma de combatir el estrés (y sus variadas formas) tiene una antigüedad de más de 5000 años. Meditar es más que una simple concentración. Se basa fundamentalmente en ejercitar la mente para focalizar ininterrumpidamente la atención en algo (un pensamiento, una frase, una palabra, un estímulo auditivo, la consciencia, etc.).

También se puede observar fijamente un determinado objeto. Con esta práctica podrá evadir el pensamiento lógico que tiene la tendencia natural de enfocarse solamente en el mundo exterior y logrará la más profunda relajación cuerpo-mente que existe. Existen muy diferentes formas de meditación, las más conocidas son:

-Meditación con Imágenes

-Meditación Concentrada

-Meditación de Conciencia

-Meditación de Vaciamiento Mental

-Meditación Expresiva

-Meditación Guiada

-Meditación Religiosa.

MEDITACIÓN CON IMÁGENES

En este tipo de meditación la imagen a contemplar juega un papel mediador interpersonal que contribuye a la focalización tanto de la atención como del pensamiento y la imaginación (concentración contemplativa de determinada imagen o ícono.). Por ejemplo, los católicos ven en la imagen de Cristo la personificación de Dios y por ello disfrutan su presencia. Más información sobre este tipo particular de meditación se puede obtener al indagar en la vida y obra de Teresa de Cepeda (1515-1582) más conocida como Santa Teresa de Jesús.

MEDITACIÓN CONCENTRADA

Consiste en enfocar la atención en un determinado objeto.

MEDITACIÓN DE CONCIENCIA

También se le llama meditación de Conciencia Plena. Se basa en la percepción sensorial del practicante. Aquí el sujeto evoca sentimientos hasta que llega realmente a experimentarlos.

MEDITACIÓN DE VACIAMIENTO MENTAL

Esta meditación logra que nos liberemos absolutamente del recuerdo de experiencias negativas así como de pensamientos tóxicos.

MEDITACIÓN EXPRESIVA

Este tipo de meditación se logra a partir de que se logran acoplar el pensamiento con el ritmo de un determinado tipo de movimiento corporal.

MEDITACIÓN GUIADA

Requiere de un interlocutor, esto es, de una persona que nos sugiera la meditación como tal, que guíe nuestra imaginación. Generalmente se proponen recorridos imaginarios por lugares paradisíacos.

MEDITACIÓN RELIGIOSA

También llamada "Meditación Trascendental". Es una forma especial de poder trascender a partir de que entramos en contacto con lo divino. Usualmente logra un estado de gran relajación luego de repetir rítmicamente una determinada palabra o mantra.

Téngase presente que la mayoría de las técnicas de meditación tienen su origen en las religiones orientales y que hasta hace relativamente poco tiempo no eran accesibles al resto del mundo. En general, los diferentes tipo de meditación proponen el recogimiento interior, la auto-contemplación, la comunicación con lo trascendente mediante la oración y la invocación para descongestionar/ reordenar la mente y garantizarnos así la salud. Para ello se exige estar rodeado de máxima tranquilidad / quietud. Si no tiene formas de lograr absoluto silencio a su alrededor puede adquirir y utilizar un casco eliminador de ruidos. Es necesario permanecer lo más inmóvil posible en una cómoda posición, pero no se recomienda acostarse ya que podría quedarse dormido. Debemos ignorar cualquier acontecimiento imprevisto que nos distraiga, si ello llegase a ocurrir tiene que reorientar la meditación y comenzar de nuevo el proceso de concentración. Si le aflora algún pensamiento disociador, déjelo escapar como si fuera una simple hoja impulsada por el aire.

Está comprobado que meditar no sólo desarrolla la capacidad de concentración, equilibrándonos el carácter sino que también fortalece la memoria y el sistema inmunológico. Varios estudios neurológicos demuestran mediante electroencefalogramas que la meditación beneficia el sistema nervioso, alivia los dolores, aumenta la capacidad intelectual, nos calma, nos relaja y disminuye la presión sanguínea. Las investigaciones científicas han verificado que la meditación puede llevar las ondas cerebrales desde el estado Beta, que es el característico de nuestra normal actividad consciente y alerta (13 a 30 vibraciones por segundo / de 150 a 200 micro-voltios) hasta el estado Delta, que es un estado hipnótico de sueño profundo (1 a 3 vibraciones por segundo / de 10 a 50 micro-voltios).

Por si fueran pocos sus atributos, la meditación tiene la ventaja de que una vez que se domina la técnica, puede ser realizada no solamente en estado de reposo sino de forma simultánea con ejercicios que repiten sistemáticamente su acción tales como caminar, correr o nadar e incluso se puede llegar a realizar haciendo cualquier otro tipo de actividad.

78.- MENTIR ES ERRAR

Decir mentiras no sólo es éticamente incorrecto sino que puede estresarnos mucho. La mentira es siempre una fuente de estrés. Uno de los problemas más complejos que tiene que enfrentar el que miente es poder mantener la mentira; evítese ese tipo de estrés diciendo siempre la verdad.

LA SABIDURÍA POPULAR DICE:

- Más fácil se agarra a un mentiroso que a un cojo.
- Para decir mentiras y comer pescado hay que tener mucho cuidado.

79. - OLVIDE LO OLVIDADO

Si se le olvidó una información que considera valiosa, evite que esto le cause estrés. No se enfade con usted mismo. Espere a estar calmado y verá como ésta aflora repentinamente.

80. - PERDÓNESE

En muchas ocasiones resulta mucho más fácil perdonar al prójimo que perdonarnos a nosotros mismos. Espiritualmente hablando, nada nos afecta más que ser nuestros propios jueces; luego, viva en paz con su propia persona, no se castigue ni se flagele tanto, no se atan exigente con usted, no sea su propio enemigo, no se auto-destruya. La auto-aceptación le provocará un estado natural de paz. Acéptese tal cual es.

81. - PERDONE A LOS DEMÁS

No sea rencoroso. Perdone las faltas de los demás y verá como en última instancia ello le beneficiará mucho. Si guarda resentimientos el mayor perjudicado será usted mismo ya que escomo ingerir uno el veneno y esperar que el otro sea el que se muera. Incluso, aunque no tenga explicación aparente, con el solo hecho de pronunciar de modo reiterativo la palabra perdón se logra un gran alivio emocional.

Perdonar implica no sólo un bienestar para nuestra mente sino también para nuestro cuerpo. Cada vez que recordamos el desagradable episodio que no nos permite perdonar le suministramos a nuestro torrente sanguíneo una verdadera inyección de hormonas del estrés. No permita que alguien tenga el control de sus pensamientos haciéndolo sufrir incluso después de haber ocurrido el perturbador incidente.

Para perdonar, uno no tiene necesariamente que restablece runa comunicación directa ni indirecta con la persona que cometió el agravio (halla o no cambiado su actitud ofensiva) incluso no tiene la obligación de aceptar lo sucedido. Lo importante es no vivir atrapado en las redes del rencor. El escritor brasileño Paulo Coelho recomienda: “Perdona a tu enemigo, pero no lo confundas con un amigo”.

De lo que realmente se trata es de que usted logre liberarse del gran peso traumático que representan las emociones negativas como:

- Amargura
- Dolor
- Frustración
- Ira
- Odio
- Vergüenza.

Si usted logra perdonar sinceramente dejará de ser un esclavo de sus nocivos sentimientos. El problema del perdón a todos los niveles reviste tal magnitud que se ha convertido en el centro de investigación de diversas instituciones a nivel mundial; entre ellas se destaca en el Estado de California en Estados Unidos la Universidad de Stanford con su denominado "Proyecto Perdón". Los científicos que encabezan este estudio han llegado a la conclusión de que: es imprescindible perdonar de manera consciente y compasiva para poder reducir los estragos que tienen lugar en la salud mental de las personas que padecen de estrés crónico. Gandhi dijo: "Dios, enséñame que perdonar es un signo de grandeza..."

Para poder producir una perla, la ostra debe haber sido agredida. Sólo cuando la ostra ha sido invadida por una sustancia ajena (un grano de arena, un parasito, etc.) es que ella secreta capas de su nácar para protegerse. Imite a la ostra y cubra con capas de perdón, y no con resentimientos, las agresiones que haya recibido en la vida. Siga la siguiente recomendación del Dalai Lama: "Si no perdonas por amor, perdona al menos por egoísmo por tu propio bienestar".

Como perdonar es también una opción que podemos elegir, en lugar de odiar escoja siempre perdonar. En Mateo 6:14-15 dice la Biblia: "Porque si perdonáis a los hombres sus ofensas, os perdonará también a vosotros vuestro padre celestial; mas si no perdonáis a los hombres sus ofensas, tampoco vuestro padre os perdonará vuestras ofensas". En Romanos 12:21 podemos leer: "No seas vencido por el mal, sino vence con el bien el mal". Y en Lucas 6:37 se plantea: "No juzguéis, y no seréis juzgados; no condenéis, y no seréis condenados; perdonad y seréis perdonados". Un proverbio chino dice: "Ama a quien no lo merece porque es quien más lo necesita". En fin, la recomendación que se impone es: perdónele todo a todos. Y recuerde que a perdonar se aprende con la práctica.

82. - PIENSE BIEN LAS COSAS

Usted será un esclavo de cada palabra que pronuncie y dueño absoluto de las que no diga. Las palabras son como las flechas porque una vez lanzadas ya no regresan y muchas veces de nada sirve pedir disculpas. Así que, antes de hablar primero conecte su lengua con su cerebro.

El célebre escritor colombiano Gabriel García Márquez aconseja: "Si quiere no diga todo lo que piensa, pero, piense bien todo lo que diga". También se deben pensar bien las cosas antes de hacerlas porque tanto lo que decimos como lo que hacemos puede traernos problemas y los problemas pueden acarrearnos estrés y en algunas ocasiones mucho estrés. Metafóricamente hablando: es muy difícil estirar el papel una vez que lo hemos estrujado. No actúe por instinto. Trate al prójimo de la mejor forma posible. Aprenda a controlarse en medio de cualquier circunstancia. Decía la gran escritora norteamericana (educada en China) Pearl Sydenstricker Buck (1892-1973) y premio Nobel en 1938 que:

"A la hora de cometer todo gran error hay un instante de reflexión, una fracción de segundo en la que uno puede volverse atrás y quizá remediarlo".

SIGA LOS SIGUIENTES CONSEJOS

- No haga promesas si está contento.
- No responda si está triste.
- No tome decisiones si está enojado.
- Piense dos veces.
- Hable pausadamente.

83. - PONGA FUENTES DE AGUA EN SU RADIO DE ACCIÓN

Ya que observar y sobre todo escuchar el sonido que produce el agua al caer tiene un efecto relajante, se recomienda tener al menos una fuente en los lugares donde diariamente usted permanece por un considerable espacio de tiempo.

84. - PÓNGASE LÍMITES

Póngase límites usted mismo y póngaselo a los demás. Determine cuánto puede hacer en realidad. La cantidad de horas en el día es limitada. Mida sus capacidades para evitar agotarse intentando hacer más tareas de las posibles, lo cual puede producirle estrés. Deje para mañana lo que no pueda hacer hoy.

85. - PRACTIQUE ALGUNA RELIGIÓN

Se puede contrarrestar el estrés practicando activamente su religión preferida. Según el actual Dalai Lama (Tendzin Gyatso): "La mejor religión es la que más te aproxima a Dios, al infinito. Es aquella que te hace mejor. Te hace mejor aquello que te hace más compasivo, más sensible, más despegado, más amoroso, más humanitario, más ético. La religión que consiga hacer eso de ti es la mejor religión". Condicione su pensamiento para tener fe, porque si logra tenerla todo será posible incluyendo la posibilidad de despojarse del estrés. La fe tiene una fuerza liberadora que usted puede utilizar a su favor. En San Mateo17:20 dice la Biblia: "... porque de cierto os digo, que si tuviereis fe como un grano de mostaza, diréis a este monte: Pásate de aquí allá, y se pasará; y nada os será imposible". Asistiendo a las congregaciones religiosas no sólo encontrará protección y refugio espiritual sino que ampliará su espectro social haciendo nuevas amistades.

86. - PRACTIQUE ARTES MARCIALES

Las artes marciales son especialmente beneficiosas para la salud física y la salud mental. Con ellas aprendemos a auto controlarnos más. Practicarlas no sólo contribuye a desarrollar la personalidad, liberar tensiones y saber cómo defendernos sino que la concentración que requieren le hará olvidar sus problemas y por lo tanto disminuirá su estrés.

LAS ARTES MARCIALES MÁS CONOCIDAS SON

- Judo
- Jiujitsu
- Karate

- Kickboxing
- Kung Fu
- Lucha Grecorromana
- Lucha libre
- Taekwondo.

87. - PRACTIQUE BOXEO

Boxear con alguien, golpear o patear un saco de Boxeo (Punchingbag) puede ayudarle no sólo a hacer ejercicios sino a desahogar su ansiedad, liberar sus tensiones, su irritabilidad y por lo tanto disminuir su estrés. Los sacos de boxeo suelen estar rellenos de arena, agua o virutas de madera para amortiguar los golpes; de modo que si no desea o no puede ir a un gimnasio usted puede fabricar o comprar el suyo y tenerlo en su hogar para utilizarlo cuando le sea menester hacerlo.

88. - PRACTIQUE DEPORTES

Practicar deportes mejora la salud cardiovascular, canaliza energías, ayuda a eliminar grasas y quemar calorías. También reduce tensiones, desarrolla la autoconfianza y previene el estrés. En caso de practicar juegos de equipo con pretensiones competitivas o no, evite siempre enfrentamientos con los demás participantes. Si no le gustan los deportes, realice cualquier juego / entretenimiento que conlleve movimiento del cuerpo.

89.- PRACTIQUE EJERCICOS DE FLEXIBILIDAD

Los ejercicios de flexibilidad que coordinan el movimiento con la respiración tales como el Ballet, el Hatha-Yoga y el Pilates son técnicas de estiramiento muy efectivas para disminuir el estrés ya que consiguen desarrollar una relación armónica entre el cuerpo y la mente. Al igual que el roble resiste por su flexibilidad la furia del viento, el cuerpo humano flexible resiste mejor los embates del estrés. Imitemos a los animales y estirémonos cada mañana al despertar pues es sin dudas, beneficioso para la salud.

90. - PRACTIQUE BIORRETROALIMENTACIÓN

La Biorretroalimentación o Bio-feedback es un conjunto de técnicas cognitivo-conductuales no invasivas que hacen posible que el estado de nuestra conciencia pueda controlar el empleo a voluntad de nuestro cerebro; demuestra que es absolutamente factible el poder orientar de forma positiva al organismo para que utilice su capacidad sensorial en aras de auto-regular las funciones orgánicas y evitar así las cotidianas tensiones que tanto nos afectan.

Con una correcta asesoría profesional, en los "gimnasios mentales", cualquier persona normal puede llegar a desarrollar habilidades que le permitirán mediante su autorregulación, controlar:

- Asma
- Actividad muscular o electromiográfica
- Ansiedad
- Cambios en reacciones dérmicas o transpiración (que

reflejan los estados emocionales o del humor)

- Cambios electroencefalográficos (actividad de las ondas cerebrales)
- Circulación sanguínea
- Dolores
- Epilepsia
- Esfínteres
- Estrés
- Función gastrointestinal
- Ritmo cardíaco
- Ritmo respiratorio
- Temperatura del cuerpo
- Tensión muscular.

TÉCNICAS MÁS UTILIZADAS

-Aserción Encubierta

-Desensibilización Encubierta

-Inoculación.

ASERCIÓN ENCUBIERTA

Enseña a detener los pensamientos negativos y convertirlos en positivos.

DESENSIBILIZACIÓN ENCUBIERTA

Consiste en imaginar escenarios relajantes.

LA INOCULACIÓN

Es la técnica que nos adiestra en el enfrentamiento de las situaciones estresantes y nos enseña cómo reaccionar de manera consecuente ante ellas. Otras de las ventajas de esta técnica son: permite adquirir en un breve espacio de tiempo una gran cantidad de información teórica y propicia de manera consecuente el autoconocimiento.

EQUIPOS ELECTRÓNICOS QUE SE UTILIZAN

- Electrocardiograma
- Electroencefalograma
- Computadoras
- Psicogalvanómetro.

ESTOS INSTRUMENTOS PERMITEN

- Determinar el comportamiento de la actividad cerebral
- Determinar los signos vitales del paciente
- Inducir estados de relajación.

91. - PRACTIQUE LA GEMOTERAPIA

También conocida como Cristaloterapia. Esta técnica utiliza Gemas y Cristales pero, fundamentalmente es empleado el

Cuarzo Transparente (debido a sus propiedades de absorción, almacenamiento, transformación y transmisión de energía).

PROPIEDADES DE LA GEMOTERAPIA

- Atenúa los dolores
- Induce el sueño
- Modifica positivamente el estado de ánimo
- Regenera de modo natural las células.

92. - PRACTIQUE LA PESCA DEPORTIVA

Hágalo tantas veces como pueda. Nada le desconecta tanto de los problemas como practicar esta maravillosa actividad. Y de paso, puede llevar comida fresca a su hogar. No se trata de sí le gusta o no, se trata de que es una muy buena terapia mental que al realizarla puede que le llegue a apasionar.

93. - PRACTIQUE LA SANACIÓN REIKI

Esta antigua técnica de origen japonés es muy efectiva para lograr el equilibrio energético interno del cuerpo y por lo tanto para aliviar el estrés. Se basa en la suave aplicación, sobre el paciente, del calor que generan las manos del terapeuta al recorrer el cuerpo desde la cabeza a los pies, deteniéndose en las partes que presentan mayores problemas.

Permite trocar las actitudes y conductas negativas en positivas a partir de la integración armónica de la energía del universo (Rei) con la energía interna de cada individuo (Ki).

94. - PRACTIQUE QI-GONG

Esta técnica es muy completa porque incluye todos los postulados de la medicina china y se basa en el control de los movimientos, la forma correcta de respirar, el autocontrol, el logro de la salud mental y el equilibrio de las energías del cuerpo humano. Sus 18 ejercicios fundamentales se realizan de forma lenta y muy suavemente a los efectos de lograr un ritmo respiratorio pausado que oxigena a plenitud los pulmones, estabilizan la producción de hormonas y la presión arterial. Enseña a desechar los pensamientos tóxicos sustituyéndolos por pensamientos positivos y en general nos educa para saber mantenernos siempre relajados y felices. Ha tenido una gran aceptación, sobre todo, en el personal que trabaja en oficinas.

95. - PRACTIQUE RESPIRACIÓN YÓGUICA

Para lograr consecuentemente la eliminación del estrés y mejorar la salud recomendamos particularmente los sencillos ejercicios respiratorios de las técnicas denominadas:

- Bhastrika Pranayama
- Sudarshan Kriya (más conocida por SK)
- Ujjayi.

96. - PRECIPITE EL ACONTECIMIENTO

Salga lo más rápido posible del problema que lo tiene tenso, preocupado y ansioso. Si logra sobrepasarlo, piense en ello la próxima vez que le ocurra algo similar.

97. - PREPÁRESE BIEN PARA UN EXAMEN

A los efectos de evitar el Estrés por Evaluación lo más importante que debe hacer es prepararse bien para un examen y esto se logra estudiando y capacitándose constante y diariamente, vale decir, no siendo finalistas.

98. - PROCURE UN EXPERTO EN SHIATSU

El Shiatsu es también una técnica de origen japonés que consiste en ejercer presión sobre los músculos. Produce un gran efecto de alivio y relajación.

99.- PROHÍBASE LA PORNOGRAFÍA

Para gozar de buena salud mental no se recomienda el uso de la pornografía. Pero, si de todas formas decide verla, hágalo junto a su pareja (si ésta lo aprueba). Hacerlo a solas o escondido es una forma de infidelidad que puede originarle mucho estrés y mermar su libido. Como experto en estrés conyugal lo que sugiero es que vean juntos videos didácticos de temática sexual y/o compartan literatura especializada.

100.- PROTESTE

Dígale a los demás, en forma respetuosa y amable, cómo es que le afecta la forma en que ellos lo tratan a usted. Rechace toda propuesta que sea irracional. Ante una actitud invasiva, exprese su disentimiento de manera directa y bien explícita. Evite el estrés que produce el tener que esperar que alguien adivine lo que usted piensa o siente.

101.- PROYECTE POSITIVAMENTE EL DÍA

Al despertar cada mañana, bien vale la pena dedicarle tiempo a concebir mentalmente como exitosas todas las actividades que realizará en el transcurso del día y piense que las podrá hacer placenteramente. Esta es una buena forma de prevenir cotidianamente el estrés.

102.- PRUEBE LA VINOTERAPIA

La Vinoterapia produce beneficios en el interior y el exterior de nuestro cuerpo, mejora la circulación sanguínea, regenera las células de la piel y funciona como relajante. Científicos europeos, mediante un estudio comparativo realizado con mujeres, demostraron que el vino contribuye al desarrollo intelectual.

Recientes estudios cientícos de la Facultad de Medicina de la Universidad de Washington en Estados Unidos revelaron que un ingrediente del vino tinto llamado Resveratrol pudiera prevenir:

- Arteriosclerosis (endurecimiento más o menos generalizado de las arterias)
- Cáncer
- Dolores
- Estrés
- Enfermedades cardíacas.
- Algunas patologías de la visión (muy en particular la degeneración macular) y la retinopatía-diabética (causantes de la pérdida de la visión, sobre todo en las personas de la tercera edad).

103. - REALICE ARTES MANUALES

La concentración que requiere la realización de cualquier arte manual (dibujo, pintura, escultura, etc.) le hará olvidarse de sus problemas. Quizás descubra el artista que existe dentro de usted. Y aunque el objetivo no sea necesariamente convertirse en un profesional, sino simplemente hacer algo que lo distraiga, tal vez pueda ganar algún dinero extra con la comercialización de sus obras.

104. - REALICE RETIROS ESPIRITUALES

Bien puede participar en los que convoque su institución religiosa o bien puede hacerlo individualmente ya sea usted religioso o no. Lo importante es permanecer en un profundo estado de silencio, meditar y auto-encontrarse por espacio mínimo de un día, aunque recomendamos mejor un fin de semana completo. Garantice que nadie lo interrumpa.

105. - RECE TODO LO QUE PUEDA

Si usted no sabe rezar, aprenda; y mientras lo logra mire devotamente al cielo y piense agradecidamente en Dios. Está científicamente demostrado que las personas que rezan de modo sistemático gozan de una mejor y más prolongada existencia que quienes no lo hacen. Orar es una de las formas más tradicionales y expeditas de contrarrestar el estrés porque nos permite compartir nuestras preocupaciones con el poder divino, lo que equivale a conversar con el mejor de los amigos. Logre una verdadera y estrecha comunicación con Dios mediante la oración. Lo importante es la concentración que usted alcance cada día en su interacción con lo trascendental y la fe que ponga en ello. Orar es una manera de desahogar nuestras penas, nuestros dolores (de todo tipo), nuestros miedos, de encontrar consuelo, de conseguir orientación, de ganar paz, de adquirir salud y aliviar las tensiones. Si usted no es creyente, lo exhorto a que intente al menos probar este infalible método; tal vez se sorprenda satisfactoriamente al comprobar que en efecto: la fe mueve montañas. Dedíquele tiempo a esta actividad, no pierde nada con intentarlo, no pierde nada con abrir su corazón sinceramente y quizás pueda obtener mucho más de lo que se imagina. Se recomienda estar relajado y rodeado de silencio para comenzar a orar. De ser posible, establezca un lugar y un horario fijo para hacer esta actividad. Puede visitar un templo o hacerlo en su hogar, preferiblemente cuando no exista riesgo de ser interrumpido y en horas tempranas de la mañana. Opcionalmente puede escuchar algún tipo de música apacible mientras reza. En San Mateo 7:7 dice la Biblia: "Pedid, y se os dará, buscad y hallaréis; llamad y se os abrirá". Entonces, deje ya de conversar tanto con los demás y con usted mismo y comience a conversar con Dios. Admita ante él sus faltas y pídale que lo ayude con el peso de la cruz que hasta hoy usted cargaba solo. A propósito de rezar, una curiosa oración fue la que pronunció Gandhi cuando dijo: "Señor... si yo me olvido de ti, nunca te olvides de mí".

El Dr. Alexis Carrel (1873-1944), premio Nobel de Medicina en1912 escribió: "La oración es la más poderosa forma de energía que cabe generar. Es una fuerza tan real como la gravedad terrestre. Como médico, he visto a hombres que, después del fracaso de todos los procedimientos curativos, han vencido la enfermedad y la melancolía por el sereno esfuerzo de la oración... La oración, como una iluminación, es una fuente de energía auto-generadora y luminosa... En la oración, los seres humanos tratan de aumentar su energía finita dirigiéndose a la fuente infinita de toda energía. Cuando rezamos, nos ligamos con el inagotable poder motivador que hace girar el universo. Pedimos que una parte de ese poder quede adscrito a nuestras necesidades. Incluso al pedir, nuestras deficiencias humanas quedan suplidas y nos levantamos con nuevas fuerzas y recompuestos... Siempre que nos dirigimos a Dios con una oración fervorosa, mejoramos de cuerpo y alma. Es imposible que un hombreo una mujer recen un instante sin que haya algún buen resultado".

106. - RECIBA LA TERAPIA CRANEOSACRAL

Esta peculiar y efectiva terapia contra el estrés (y para la mejoría general de la salud humana) fue creada por el médico osteópata norteamericano William Garner Sutherland (1873-1954). Se aplica suavemente en las áreas desequilibradas o bloqueadas del cuerpo, las cuales son detectadas a partir del ritmo de las pulsaciones craneosacrales.

EL SISTEMA CRANEOSACRAL ESTÁ COMPUESTO POR

- Encéfalo
- Huesos del cráneo
- Líquido encéfalo-raquídeo
- Médula espinal
- Meninges
- Pelvis
- Sacro.

107. - RECONOZCA LAS CRÍTICAS CUANDO SEAN MERECIDAS

Evite refugiarse, de forma defensiva, en las excusas y los pretextos ante una crítica merecida. Aprendemos precisamente cometiendo errores. Cuando aceptamos humilde, sabia y responsablemente que nos equivocamos y aprendemos la lección, liberamos gran cantidad de tensiones emocionales. Si le tocó perder, lo que no puede perder es la lección. Ser una persona autocrítica es una verdadera bendición del cielo. La modestia es una sabia consejera. Es muy positivo aceptar con sinceridad que no somos perfectos, que como no somos dioses podemos cometer errores y que nadie está totalmente limpio de culpas. Cuanto más tiempo y esfuerzo le dedique a mejorar su personalidad, mejor gratificación recibirá de la vida.

108.- RECURRA AL AUTOMASAJE

Si no puede tener acceso a un masajista, no tiene quien le de masajes o no posee un dispositivo apropiado para ello, usted mismo puede beneficiarse de esta terapia que no requiere de condiciones especiales para su realización. El auto-masaje es una solución sencilla pero muy eficaz para aliviar el estrés.

TÉCNICAS DE AUTOMASAJE

- Un recurso muy simple para darnos un masaje nosotros mismos, en partes del cuerpo un tanto inaccesibles como la espalda por ejemplo, es introducir una o varias pelotas pequeñas (golf, béisbol, etc.) dentro de un calcetín el cual usted deberá sostener por un extremo del mismo mientras se recuesta a una pared y ejerce con su cuerpo la presión y el movimiento deseado contra ellas.

- Otra alternativa es acostarse en el piso colocando una pelota de tenis debajo de su cuerpo y accionar éste circularmente en la zona deseada.

- Coloque los dedos de sus manos a ambos lados de la frente (en las sienes) y ejerciendo una presión moderada realice movimientos rotatorios en una dirección por un determinado lapso de tiempo y luego invierta el sentido de la rotación. Alterne dichos masajes hasta que sienta alivio.

- Repita la técnica antes descripta colocando sus dedos en la articulación de la mandíbula.

- Sostenga con sus manos (por ambos extremos) una toalla doblada y frote con la parte central de la misma el área de su cuerpo que desee

109.- RECURRA A LA FITOTERAPIA

Consulte a un experto certificado en medicina natural (o Naturópata) y pídale que lo asesore respecto a las bondades que poseen, para contrarrestar el estrés, los siguientes productos:

-Aceite de Germen de Trigo

-Ácidos Omega 3

-Albahaca (ocimunbasilicum)

-Borraja (borrego officinalis)

-Catnip

-DHEA

-Don quai

-Espino albar (crataegusoxycantha)

-Flores de Bach

-Ginkgo Biloba

-Ginseng (eleutherococussenticocus)

-Hidratos de Carbono

-Hierba de San Juan (hyperycumperforatum)

-Hops

-Kava Kava (pipermethysticum)

-Levadura de Cerveza

-Magnesio

-Manzanilla

-Melisa (melisa officinalis)

-Pasiflora (pasiflora incarnata)

-Picnogenol (extracto de uva)

-Pulsatila (pulsatila vulgaris)

-Serotonina

-Skullcap

-Te de Kombucha

-Tila o Tilo (platyphilia)

-Triptófano

-Valeriana (valeriana officinalis)

-Vitaminas del grupo "B".

110.- RELÁJESE

No podemos vivir todo el tiempo con demasiadas tensiones. Es muy importante y necesario relajarse / aflojarse. Para lograrlo sugerimos la "Relajación Progresiva Ascendente" que consiste en cerrar los ojos, respirar profundamente y recorrer lentamente con el pensamiento todo el cuerpo desde los pies hasta la cabeza. En dicho recorrido debe ir relajando mentalmente cada uno de sus músculos haciendo énfasis en los que estén más tensos; tenga una especie de conversación sanadora con cada uno de ellos; háblele como si fueran sus mejores amigos. Hágalo por lo menos una vez al día, preferiblemente en un lugar tranquilo y siempre que hayan transcurrido al menos dos horas de la última comida para no afectar el proceso digestivo.

Luego de haber relajado completamente su cuerpo, comience a relajar su mente, sus emociones, sus sentimientos y su existencia toda. De este modo usted entrará en un verdadero paraíso terrenal. Ensaye su relajación con y sin música relajante de fondo para que decida con cuál opción se siente mejor o si lo prefiere alterne ambas variantes.

El psicoterapeuta indio Anthony de Mello (1931-1987) propone los siguientes ejercicios de relajación:

1.- Cierre los ojos y haga contacto con su cuerpo. Preste atención al roce de la ropa con la espalda, con los hombros. Sienta las manos que se apoyan en algo o que tocan otra cosa. Sienta los glúteos que presionan la cadera. Los pies que tocan los zapatos o el suelo. Otra vez: la espalda, los hombros, las manos, los glúteos, los pies... Otra vez, todo de nuevo durante dos o tres minutos. Ahora abra los ojos y relájese. Es un ejercicio de concentración que le proporcionará mucha paz, por el simple hecho de entrar en su interior, en usted mismo, de forma muy sencilla.

2.- Cuando esté manejando su automóvil, sienta el volante en sus manos, sienta el asiento, sienta los pies en los zapatos, haga contacto con su cuerpo. Obviamente, no cierre sus ojos. Si se pone tenso al hacer estos ejercicios, tome conciencia de su tensión. ¿Cuál es la parte de su cuerpo que siente más tensa? Concéntrese en ella el mayor tiempo posible y usted se relajará.

Descuelgue sus hombros (que involuntariamente permanecen rígidos cuando se está estresado), rótelos suavemente al igual que el cuello, las manos y la cintura. Haga que sus músculos se aflojen, se suelten y entre en un estado de paz total. Relájese en cuanto se sienta estresado porque mientras más tiempo transcurra en dicho estado más difícil será recuperarse. Otra forma sencilla pero eficaz de relajarse es contraer, durante varios segundos, cada uno de sus músculos y luego aflojarlos. Para lograr la relajación también se recomienda balancearse, todo el tiempo que pueda, en un mecedor (silla que descansa sobre dos arcos).

BENEFICIOS DE LA RELAJACIÓN PROFUNDA

- Alivia la tensión muscular
- Aumenta la inmunidad
- Baja la presión arterial
- Brinda armonía
- Desaparece el miedo

- Desaparece la prisa
- Desaparecen las dudas
- Descansamos la mente
- Estabiliza el sistema nervioso
- Favorece la auto-aceptación
- Neutraliza y revierte los efectos del estrés
- Nos calmamos
- Nos equilibra
- Nos hace felices
- Podemos auto-percibirnos mejor y jubilosos
- Respiramos tranquila y saludablemente
- Se entra en un estado de éxtasis total.

Los psicoterapeutas dividimos los ejercicios de relajación en dos etapas, la primera es activa y la segunda es pasiva. En la fase inicial, el paciente ejecuta la relajación según se la vamos sugiriendo y en la siguiente fase debe comportarse como un simple espectador de su propia relajación.

No utilice ropa ni zapatos que le queden muy ajustados o incómodos. Permanezca siempre en una postura confortable. No lo deje para después, ahora mismo que tiene entre sus manos este libro, haga una pausa en la lectura, mírese frente al espejo y compruebe cómo al menos logra aflojar la expresión de su rostro, sonría y luego siga leyendo.

111.- RESERVE TIEMPO PARA USTED

Cuidarse uno a sí mismo es muy importante. Para no sentirse culpable por ello, considérelo una orden de su médico. No importa cuán ocupado esté, debe reservar sin remordimientos unos minutos por día en su programa de actividades para hacer algo por usted. Hágase faciales y tratamientos de Spa. Quiérase mucho porque vale mucho.

112.- RESPIRE VOLITIVAMENTE

Gracias a la respiración es que podemos expulsar al exterior las toxinas de nuestro cuerpo y si nos suprimen esta vital función simplemente morimos. Por eso, es tan importante saber respirar correctamente. La respiración volitiva, con los ojos cerrados, rodeado de absoluto silencio, donde nadie lo pueda molestar le permitirá armonizar todo su ser interno. De lo que se trata es de respirar no como lo hace comúnmente (como reflejo incondicionado) sino de forma voluntaria. En tal sentido, existen diferentes ejercicios respiratorios para este menester. En nuestra consideración, uno de los más efectivos es el siguiente:

Inhale a través de la nariz pausadamente hasta tomar todo el aire que le sea posible. Mientras inhala, compruebe que su abdomen gradualmente se expande (como si fuera un globo) poniendo una mano encima de su ombligo. Los hombros no se levantan. Retenga la respiración abdominalmente (no en los pulmones) mientras cuenta mentalmente hasta cuatro (cuatro segundos), luego deje salir el aire advirtiendo la caída del abdomen. Lo importante es poner toda la atención en esa parte del cuerpo. Al igual que la inspiración, la expiración debe ser lenta, plena y profunda. Mientras inspira, experimente como su cuerpo se fortalece y mientras expira sienta como se relaja cada vez más y más. La evocación de algo agradable redoblará el beneficio de este tipo de respiración; hágala en su posición preferida, esto es: si la hace acostado, póngase boca arriba con los pies ligeramente separados y con los brazos paralelos al cuerpo con las palmas de las manos (así como todo el cuerpo) haciendo contacto pleno con la superficie donde usted reposa. Si prefiere hacerlo sentado, descanse sus antebrazos sobre sus muslos y descuelgue sus manos; si puede resistirlo, ponga su barbilla contra su pecho; en caso contrario, recueste su cabeza cómodamente.

Al concluir el ejercicio abra sus ojos con lentitud y cobre consciencia plena de su ser ya restablecido. Trate de repetir este tipo de respiración consciente todas las veces que pueda durante el día y sólo por ello siempre se acordará agradecidamente del autor de este libro. Comprobará como esta respiración abdominal, estomacal o diafragmática funciona como un verdadero ansiolítico natural al que usted debería "volverse adicto" si realmente quiere eliminar el distrés. Se le denomina respiración "diafragmática" porque se estimula un ancho músculo situado debajo de los pulmones llamado diafragma que favorece la oxigenación.

ESTA RESPIRACIÓN VOLITIVA ES UNA BUENA FORMA DE

- Aliviar el estrés

- Calmarnos

- Controlar la mente

- Disminuir el ritmo cardíaco

- Favorecer los procesos fisiológicos

- Ganar energías

- Oxigenar la sangre, las células, órganos y tejidos

- Reducir las tensiones

- Relajarnos.

Y recuerde que, cuando esté en medio de una situación estresante evite contener la respiración o respirar rápida y entrecortadamente (con hiperventilación), por el contrario, haga un esfuerzo por practicar en ese momento la respiración volitiva y abdominal antes explicada.

113.- RETROTRAIGA FELICIDAD

Una buena manera de defenderse del distrés consiste en rememorar los eventos positivos y alegres de su vida. Después que los haya evocado sonría y sumérjase en ellos. Mantenga desempolvado su álbum de fotos y sus videos familiares. No olvide que recordar es volver a vivir. También se recomienda tener a la vista fotografías que le tomaron en momentos felices tales como boda, cumpleaños, vacaciones, etc.

114.- SACUDA ALFOMBRAS

Otra opción para desahogar sus tensiones es sacudir con mucha fuerza las alfombras de su casa y/o su auto golpeándolas con un palo u otro objeto pesado. Hacerlo le aportará una considerable sensación de desahogo emocional e higienizará su entorno.

115.- SEA UN HORTICULTOR

El cultivar huertos lo beneficiará psicoterapéuticamente al mantenerse absorto en esta sana práctica y le aportará frutos frescos y le permitirá ahorrar dinero al no tener que comprarlos en el mercado.

116.- SEA ORDENADO / ORGANIZADO

Mantenga el orden en su casa, en su centro de trabajo y en su auto. Créalo o no, un lugar desordenado y/o sucio distrae la mente y genera estrés. La desorganización personal es una muy mala conducta. Por el contrario, ser organizado nos permite enfocarnos mejor y disfrutar de una verdadera paz mental. La mayoría de los casos de estrés están relacionados con estilos de vida desorganizados. Los que no practican el orden, la disciplina, la puntualidad y la previa planificación serán víctimas, más tarde o más temprano de esta condición. Si usted es una persona organizada, seguramente estará liberado de ansiedades y preocupaciones.

Evite permanecer al lado de personas desordenadas porque ello, de una u otra forma, le afectará a usted. Por otra parte, si quiere evadir el estrés no trate de intercalar las tareas de poca importancia mientras realiza las importantes.

117.- SEA PRECAVIDO

USTED EVITARÁ MUCHO ESTRÉS APLICANDO
LAS SIGUIENTES RECOMENDACIONES

- Acostúmbrese a mantener debidamente protegidos y siempre cerrados su bolso, cartera o maletín.

- Antes de marcharse de su hogar verifique que no dejó conectado ningún equipo electrodoméstico que pueda causar daños y revise si lleva consigo todo lo necesario (identificación, dinero, llaves, teléfono, etc.).

- Conserve un listado de las cosas que regularmente utiliza cuando viaja y prepare con tiempo su equipaje.

- Cuando necesite hacer una reservación, hágala con el mayor tiempo posible ya que no sólo conseguirá un mejor precio sino que no tendrá su mente ocupada con ese particular.

- Dele mantenimiento sistemático a su auto y a su hogar.

- Duplique sus documentos más importantes.

- Duplique sus llaves.

- No lo deje todo para última hora.

- No espere a que llegue la navidad para comprar los regalos, por el contrario, adquiéralos durante el transcurso del año en el momento que alguna mercancía destinada a ese fin tenga descuento.

- Nunca le abra la puerta de su hogar a un desconocido.

- Si escucha algún ruido o sonido peculiar (cualquiera que sea) en los alrededores de su hogar no salga, llame a la policía.

- Nunca ponga su billetera en los bolsillos traseros (no sólo evitará que se la roben sino que su columna vertebral no se verá afectada).

- Planifique por las noches lo que va a hacer al día siguiente y deje lista la ropa que se va a poner.

- Ponga alarmas en su hogar, en su auto, lleve una portable con usted y/o coloque un silbato en su llavero.

- Ponga un ejemplar de cada una de las cosas que más utiliza (como por ejemplo: espejuelos, teléfonos, etc.) en lugares apropiados / fijos.

- Recuerde que la prevención es la mejor de las soluciones que existen. De tal suerte, compre el paraguas cuando no esté lloviendo.

- Tome nota del lugar exacto donde estaciona.

- Nunca deje objetos de valor en su automóvil.

- Si cuando regresa a su automóvil nota alguna actividad sospechosa lo ideal es pedirle ayuda a un agente de seguridad para que le acompañe y/o se recomienda entrar al mismo por el lado del pasajero. Una vez que se encuentre dentro, cierre las puertas con seguro para impedir que alguien pueda abrirlas desde afuera.

- Revise periódicamente y mantenga con aire el repuesto de su auto.

- Si es asaltado, defiéndase con sus codos (ya que son las dos partes más duras del cuerpo). No le entregue en sus manos al asaltante sus objetos de valor, láncelos bien lejos de usted y corra en la dirección opuesta (preferiblemente en forma de zigzag) gritando no "auxilio" sino "fuego" (porque esta última es la palabra a la cual las personas le prestan mucha atención).

- Si un delincuente lo obliga a sacar dinero de su cajero automático, ponga su número de clave al revés (de atrás hacia delante); la máquina le entregará el dinero, pero, alertará a la policía.

- Si va de compras con su hijo menor de edad, pídale a un adulto que le acompañe.

- Tenga siempre a mano una cantidad mínima de lo que necesita.

EN LO QUE CONCIERNE AL ESTRÉS:

- Contrólelo diariamente

- No permita que se acumule o intensifique

- Tenga siempre prevista una vía de escape para evitarlo
- Tome con tiempo todas las medidas posibles para minimizarlo.

118.- SEA TRANSIGENTE

La mayoría de las veces, discutir no vale la pena. Tenga presente que: nunca nadie ganó una discusión. Entienda que no necesariamente siempre tiene que salir airoso en todo. Generalmente, perdiendo se gana. Usted pierde una discusión pero gana tranquilidad y no se busca enemigos. Al menos esté siempre de acuerdo en que no se tiene que estar de acuerdo con todo el mundo. Para que viva sin estrés, acostúmbrese a ceder.

Comprensión y tolerancia para resolver los conflictos, suelen ser las actitudes más sanas y convenientes para evitar el estrés. Haga todo el esfuerzo que esté a su alcance y hasta un poco más, por no tener conflictos personales con nadie y si ya los tiene apresúrese a limar las asperezas creadas. Los sujetos que poseen una personalidad flexible tienen mucho menos probabilidades de padecer de estrés. Ser tolerantes y complacientes nos abre más posibilidades para alcanzar el bienestar en la vida. El Papa Bueno (Juan XXIII) aconsejaba: "Observe todo, deje pasar muchas cosas, corrija poco". Los diplomáticos son exitosos porque están siempre dispuestos a perder batallas con tal de ganar la guerra.

119.- SEA UNA PERSONA DE BIEN

Un estilo de vida pecaminoso garantiza de forma absoluta padecer en uno u otro momento de estrés. Si es una persona de bien no sólo vive más tranquilamente sino que ello contribuye a impedir el estrés de las personas que comparten la vida con usted (familiares, cónyuge, compañeros de trabajo, vecinos, etc.). Hacer siempre lo correcto, ético y legal nos aporta permanentemente una grata sensación de bienestar que no se compra con ningún dinero. Ser una persona de bien durante toda su vida, hará que sea feliz en la vejez al recordar su paso por este mundo.

120.- SÉALE FIEL A SU PAREJA

Es muy bueno para la salud tanto física como mental tener una relación de pareja monógama, estable y duradera. Si usted no le es fiel a su pareja será un perfecto candidato a padecer de estrés, dada las complejas implicaciones que esto trae consigo.

121.- SER PERFECCIONISTA ES UNA IMPERFECCIÓN

Si se preocupa demasiado por los detalles sin importancia terminará estresado. No deje que lo venzan las minucias, simplemente no las tome en cuenta.

NO VIVA ATADO A LOS GRILLETES DE LOS

- Habría que...
- Hasta que...
- Pero...
- Pero es que...
- Tendría que...
- Todavía falta...

Sus esfuerzos deben estar encaminados a hacer las cosas bien o lo mejor que pueda, poniendo el corazón en ello y procurando disfrutar lo que hace, pero, sin tener que ser necesariamente perfectas porque siempre habrá quien lo critique. Aprenda a conocer bien tanto sus aptitudes como sus limitaciones. Tenga presente que nada ni nadie es perfecto, excepto Dios. Lo importante para disfrutar de una buena calidad de vida es lograr siempre un retorno positivo.

122.- SOCIALICE

El hombre es esencialmente un ser netamente social; Robinson Crusoe es solamente producto de la imaginación del novelista inglés Daniel Defoe (1660-1731). De modo que no podemos vivir totalmente aislados del resto de la sociedad. Por el contrario, todos necesitamos de una u otra forma pertenecer a un grupo social que nos apoye, respalde, ayude y se preocupe realmente por nuestros problemas. Ha sido demostrado que quienes cuentan con este insustituible recurso enfrentan mejor las enfermedades, aprecian mejor el verdadero sentido de la vida, viven más años y sobre todo cuentan con mayores alternativas para enfrentar el estrés. Por ello, considere pertenecer a un determinado club, una logia, alguna asociación o simplemente intégrese a un colectivo de amigos.

123.- SOLUCIONE CONFLICTOS

Un conflicto no resuelto será siempre una importante fuente de estrés que generalmente suele aumentar de magnitud. Luego, mientras más rápido se resuelva más beneficioso será para las partes involucradas. El saber lidiar con los inevitables problemas y malentendidos es un gran privilegio que no todo el mundo posee. Haga todo lo posible por tratar de entender a los demás. Escuche sin interrumpir los argumentos que el otro expone. Trate de actuar modesta y autocríticamente. Agote cada tema en cuestión antes de pasar al siguiente. Nunca ofenda a nadie. Establezca un plan de medidas para evitar el resurgimiento del conflicto resuelto.

124.- SOPLE UN INSTRUMENTO DE VIENTO

Una curiosa pero muy efectiva forma de aliviar el estrés consiste en hacer sonar un silbato, corneta, cornetín, trompeta, trompetilla, vuvuzela, etc. Lo importante es la sensación de desahogo que se experimenta al lograr el ruido que dichos instrumentos producen.

125.- TENGA CONTACTO CON LA NATURALEZA

Llene sus pulmones de aire puro visitando los parques y bosques tanto locales, estatales y nacionales; haga turismo campestre o ecológico, haga montañismo, vaya a la playa, al rio y disfrute de todas las atracciones al aire libre que pueda. Deténgase a contemplar la belleza y los misterios de la flora y la fauna. Observe detenidamente los colores y matices del paisaje que lo rodea. Respete las reglas de cada lugar que visite y ayude a preservar la naturaleza para las generaciones venideras. Disfrute el firmamento (con o sin instrumentos ópticos).

126.- TENGA UN BUEN CARÁCTER

El mal carácter produce tensiones emocionales. Tener un muy buen carácter es sumamente importante en la vida e imprescindible para poder tener buenos amigos, porque nadie quiere saber nada de las personas malgeniosas. Trate por todos los medios de eliminar o al menos reducir al máximo su impulsividad y evitará tener que pasar por muchísimas situaciones estresantes.

Sonría en todo momento, incluso cuando hable por teléfono. Aunque esté triste nunca deje de sonreír ya que usted no sabe en qué momento alguien se puede enamorar de su sonrisa.

127.- TENGA UN "EIMA" A SU ALCANCE

Un Estabilizador Inductivo Magnético, más conocido por las siglas EIMA, es un sofisticado equipo diseñado para proveerle al cuerpo humano un tratamiento sistémico que restablece endógenamente sus posibilidades de auto-curación a partir de la regeneración de las células, utilizando para ello un campo electromagnético pulsátil de intensidad variable y relativamente baja frecuencia. Además de eliminar de modo natural alguno de los síntomas del estrés, el EIMA:

- Disminuye la presión arterial
- Mejora la circulación
- Permite la relajación muscular y emocional
- Regula la glucosa en sangre
- Regula los niveles de dolor / placer así como la producción de las hormonas relacionadas con: el sueño, la energía y la temperatura del cuerpo.

128.- TENGA MÁS CONTACTO PERSONAL

Los seres humanos somos criaturas afectivas. Por esta razón, todo el tiempo que permanecemos unidos físicamente a la persona que amamos redunda en un beneficio espiritual inconmensurable. De modo que la próxima vez que abrace a sus amistades, a su cónyuge, familiares, hijos, etc. prolongue durante el mayor tiempo posible este acto. No cabe duda para los científicos ni para nadie que un abrazo duradero hace que secretemos Oxitocina (la llamada hormona del afecto) que disminuye la presencia de las hormonas del estrés en el cuerpo. Un abrazo habla más que mil palabras, entre otras cosas, porque es un idioma universal que produce reacciones fisiológicas con poder de sanación. Un abrazo es el mejor antídoto contra la depresión y cualquier tipo de dolor. Un abrazo nos da la posibilidad de trasmitir: consuelo, confianza, protección, reconocimiento, salud y seguridad. Otro efecto similar al del abrazo es el de tomarse de las manos con ese alguien especial para usted.

129.- TENGA UN PASATIEMPO

Encuentre algo que disfrute al hacer. Asegúrese de tomarse el tiempo para explorar sus aficiones y descubra sus posibles talentos ocultos. Tal vez su entretenimiento le pueda producir ganancias adicionales. No obstante, lo importante de practicar un hobby es mantener su mente ocupada, absorta en algo que le resulte agradable y de tal suerte aliviar su estrés. En el orden personal, tengo una muy buena amiga que después de pasar largas horas trabajado como enfermera al llegar a su hogar hace unas impresionantemente bellas obras de arte y esta actividad creativa que tanto disfruta realizar le hace olvidarse de todos los problemas; por ello, goza de una excelente salud mental.

130.- TERMINE LAS COSAS PENDIENTES

Aplazar la realización de algo que de todas formas tiene que hacer es una tendencia en extremo negativa porque le trae preocupaciones, disminuye la autoconfianza y la fuerza de voluntad, obviamente le crea más problemas y quebranta nuestra disciplina. Postergar es una muy mala costumbre. Mientras más tareas usted tenga acumuladas, más proclives al estrés será. Los asiáticos suelen decir: "El camino para conseguir la paz interior reside en finalizar las cosas que hemos empezado".

Trate de hacer de manera correcta y lo más rápido posible las tareas que indefectiblemente tenga que hacer. Bien dice el refrán que: "No dejes para mañana lo que puedas hacer hoy". Recuerde que usted no dispone de toda la eternidad para vivir. Si quiere ser un triunfador, haga lo que tenga que hacer hoy aunque no sea de su total agrado. Cuando algo le resulte absolutamente imposible de realizar, simplemente desista de esa tarea; haciéndolo aliviará mucho su carga mental.

131.- TOME UNA DECISIÓN

Es mejor tomar una decisión equivocada que no tomar ninguna, porque los errores pueden subsanarse, pero, las indecisiones provocan estrés y ya sabemos cómo éste puede afectarle. No tomar decisiones es, sin dudas, la más arriesgada decisión.

132.- TOME VACACIONES

Es necesario descansar para reponer las energías y evitar las sobrecargas mentales que causan estrés. Hasta el propio Dios descansó el séptimo día de la creación, entonces cómo no lo va a hacer usted. Además de tomar recesos dentro de cada jornada laboral diaria, como mínimo debe tener un día completamente libre en la semana. Durante esas horas usted debe desentenderse absolutamente de las responsabilidades habituales. No hable ni haga nada relacionado con los problemas laborales: ni en el hogar, ni en su día libre, ni cuando esté vacacionando. Es obligatorio tomar vacaciones de forma periódica; al menos debe tomar una cada año. Si no le concede la debida importancia a las vacaciones su cuerpo protestará enfermándose. Más que ser necesarias, son imprescindibles.

133.- TRABAJE, TRABAJE, TRABAJE...

Trabajar mucho no sólo le beneficiará económicamente sino que lo mantendrá ocupado tanto que no tendrá tiempo para pensar en lo que no debe y le mejorará su estado de ánimo. El trabajo es un buen "medicamento" contra el estrés. En cambio, el no tener nada que hacer es muy perjudicial en todos los sentidos. No obstante, cuando haya rebasado la crisis de estrés, retorne a su forma normal de vida porque lo correcto es trabajar para vivir y no vivir para trabajar. En condiciones normales, la adicción al trabajo no sólo es perjudicial para la salud sino que constituye un malgasto de energía. Convierta su trabajo en un entretenimiento, mírelo como un juego y diviértase haciéndolo. Si está desempleado dedíquese a buscar trabajo intensamente y mientras tanto aproveche para hacer las reparaciones de su hogar que estén a su alcance.

134.- TRATE CON LA TERAPIA HOMA

La no muy conocida Terapia Homa tiene como fundamento principal a las antiguas enseñanzas védicas que promueven la sanación y la purificación de la atmósfera, el cuerpo y el alma a partir del fuego.

135.- UTILICE EL LÁSER

El Láser es una técnica no invasiva que aplica un rayo frio y suave en zonas específicas de energía del cuerpo humano. Entre los variados usos que tiene se encuentra el tratamiento del estrés, así como el restablecimiento del equilibrio y el bienestar del organismo a partir de la liberación de Endorfinas y el efecto calmante que logra.

136.- UTILICE LA AROMATERAPIA

La Aromaterapia se basa en la curación mediante la inhalación de aromas que estimulan olfativamente al cerebro. Si no puede asistir a un centro especializado, coloque a su alrededor velas perfumadas, quemadores y/o inciensos con olores relajantes. Se recomienda no utilizar inciensos de mala calidad porque producen un efecto contrario a la relajación. Las mujeres embarazadas deberán consultar con sus médicos la posibilidad de utilizar esta terapia.

UTILICE LOS AROMAS DE LOS SIGUIENTES ACEITES ESENCIALES (SOLOS O COMBINADOS)

- Ajo
- Albahaca
- Alcanfor de Borneo
- Bergamota
- Canela
- Cebolla
- Clavo de especia

- Ciprés
- Eucalipto
- Geranio
- Hisopo
- Jengibre
- Lavanda
- Limón
- Orégano
- Manzanilla
- Menta
- Mejorana
- Nuez moscada
- Pino
- Romero
- Rosa
- Tomillo.

También se recomienda oler el aroma del Café. La utilización de las distintas fragancias es importante debido a que cada una posee beneficios particulares, vale decir, unas relajan, otras equilibran y otras estimulan. Los resultados pueden que no sean inmediatos, pero a mediano y sobre todo a largo plazo se sorprenderá al notar como esta terapia le ayuda a calmar su estrés. Perfume el agua y/o el recipiente donde sumerge todo o parte de su cuerpo con más o menos 15 gotas de aceites esenciales altamente concentrados y destilados. Estas volátiles sustancias aromáticas contienen en sí la vitalidad y la energía de las plantas; sus moléculas odoríferas al llegar a nuestros receptores olfatorios ejercen una acción relajante y armonizadora en el sistema límbico (centro emocional del cerebro). Si no puede adquirir estas fragancias en el mercado, simplemente ponga en el agua de su bañera pétalos de las rosas de su jardín.

El tan famoso médico de la antigüedad y precursor de la Hidroterapia, Hipócrates (460-370a.n.e.) decía: "El camino hacia la salud es un baño aromático y un masaje con aceite todos los días".

137.- UTILICE LA DANZATERAPIA

La Danzaterapia permite literalmente alejarnos de nuestros cotidianos problemas debido a la concentración de nuestra atención en las emociones y en la actividad corporal que el baile siempre requiere. Gracias a ella se logra armonía, autoconocimiento y paz interior. Esto es, el cuerpo mediante la expresión danzaria ejerce una positiva influencia en la espiritualidad del bailador (se olvida de todo, hasta de su edad y de su apariencia física) y lo hace con tal magnitud que logra eliminar o disminuir su nivel de estrés.

138.- UTILICE LA DIGITOPUNTURA

Si le tiene temor a las agujas, otra técnica para el tratamiento del estrés de modo natural es la también llamada Acupresión la cual se define técnicamente como: "Tratamiento que, aplicando presiones con los dedos pulgares y las palmas de las manos sobre determinados puntos del cuerpo, corrige irregularidades, mantiene y mejora la salud, contribuye a aliviar diversas enfermedades y activa la capacidad de auto-curación del organismo".

139.- UTILICE LA KINESILOGÍA

La Kinesiología es una novedosa terapia que conjuga los conocimientos tradicionales con los modernos y lo científico con lo alternativo. Toma como referencia la información biológica, electromagnética, emocional, física y química de la persona en cuestión para eliminarle casuísticamente los desequilibrios que dan lugar a su estrés.

140.- UTILICE LA PIRAMIDOLOGÍA

A partir del estudio de las características y propiedades de las pirámides egipcias ha surgido recientemente este peculiar tipo de terapia. La Piramidología toma como referencia: la energía, los movimientos moleculares, la resonancia y las vibraciones presentes en las estructuras piramidales. Entre sus múltiples beneficios para la salud se destacan su capacidad para favorecer rápidamente el sueño y su efecto anti-estresante. Su potencial curativo ha sido comparado con el de una cámara hiperbárica.

141.- UTILICE LA SOFROLOGÍA

La Sofrología no sólo es una concepción del mundo sino un estilo de vida que requiere de un proceso de iniciación y de estudios especializados.

SE BASA EN TÉCNICAS HIPNÓTICAS DIRIGIDAS A

- Aliviar el estrés
- Estimular el hemisferio cerebral derecho
- Lograr un equilibrio entre la mente y el cuerpo
- Preparar a la mujer para tener un parto sin dolor
- Producir auto-sanación
- Relajar los músculos del cuerpo (manteniendo un estado de alerta).

142.- UTILICE LAS ESFERAS CHINAS

Adquiera en el mercado especializado las "Esferas Metálicas Chinas". Estos artefactos están diseñados con un diapasón en su parte interna capaz de producir una gran variedad de disímiles vibraciones al ser rotadas sobre el cuerpo en forma de masaje. El sonido rítmico que emiten logra equilibrar la disonancia energética del que se las aplica. Además, esta increíble técnica de auto-masaje y relajación permite prevenir o eliminar no sólo el estrés (al despejar la mente) sino también el cansancio físico (al fortalecer el sistema músculo-esqueletal del cuerpo).

143.- UTILICE UN DESPERTADOR "CARIÑOSO"

Para no interrumpir abrupta y desagradablemente el sueño escuchando el viejo despertador, reemplácelo por uno moderno que le avise lo más agradablemente posible (con música, sonidos de la naturaleza, etc.) que llegó la hora incorporarse. Utilice siempre dos despertadores, uno para despertarse y otro para levantarse media hora después.

144.- UTILICE UNA AGENDA

Libere su cerebro de la sobrecarga de preocupaciones que generan las tareas pendientes; deje de gastar energía mental plasmándolas en blanco y negro hasta que las necesite implementar. Un pedazo de papel cualquiera y un simple lápiz pueden resultar sus mejores aliados a la hora de minimizar el estrés que causa abusar de la memoria.

Para que usted no recargue su mente y no gaste energías innecesariamente, debe planificar el día con una agenda actualizada con las distintas actividades que tiene que realizar. Colóquelas en orden jerárquico (las más importantes primero). Utilice tintas de diferentes colores o un marcador (plumón) para resaltarlas. Tache aquellas que va realizando y experimente así la satisfacción que brinda el deber cumplido. Al finalizar la tarde, es recomendable preparar la planificación del próximo día y poder descansar con la mente más tranquila. Incluya siempre en la planificación de sus tareas el reconocer y dar gracias por las bendiciones que disfruta.

145.- UTILICE UNA O VARIAS DE LAS TÉCNICAS DEL TAI CHI

El Táijíquán o T'ai-Chi-Ch'uan es más conocido por la forma abreviada: "Tai Chi". Fue originalmente un arte marcial chino que llegó a practicarse en el mundo entero. Actualmente sus diferentes técnicas son utilizadas fundamentalmente como un tipo de gimnasia o deporte de movimientos lentos pero fluidos que facilitan la relajación, la meditación y la correcta respiración con excelentes resultados para la salud física y mental.

146.- VALORE LA IMPORTANCIA DEL BAÑO DE INMERSIÓN

Los baños de inmersión son muy beneficiosos para eliminar el estrés, particularmente durante el verano. Es recomendable diluir en el agua de la bañera un poco de Sulfato de Magnesio (más conocido como Sal de Epsom) o en su defecto utilice Sal común.

Nunca permanezca más de media hora sumergido. El agua caliente tiene un gran poder terapéutico; se aconseja una temperatura de aproximadamente unos 90 grados Fahrenheit (32 grados centígrados).

TAMBIÉN SE RECOMIENDA EL USO DE

- Balnearios de aguas termales o mineromedicinales por sus efectos depurativos y relajantes
- Baños de Sauna (secos)
- Baños de mar (ya que tienen un gran poder terapéutico general)
- Baños Turcos (húmedos)
- Duchas a presión (un chorro discontinuo es mucho mejor)
- Jacuzzi.

CARACTERÍSTICAS DE LOS BAÑOS TURCOS Y LA SAUNA

- Alternan diferentes temperaturas
- Favorecen la higiene personal

- Son beneficiosos para la piel
- Tienen una connotación profiláctica porque previenen enfermedades y dolencias.

147.- VIAJE LO MÁS QUE PUEDA

Organizar y realizar un viaje constituyen excelentes forma de evadir las presiones cotidianas que nos causan estrés. Según dice el gran orador norteamericano Barry Asmus: "Cuando uno realiza un viaje tiene ya algo que contar". Es sumamente interesante exponerse al contacto con otras culturas, personas y pueblos. Además, el haber visitado muchos lugares distintos le permitirá tener gratos recuerdos cuando por alguna razón no pueda viajar. En tiempos de crisis económica las agencias de viajes muchas veces tienen precios rebajados, aprovéchelos y contribuya también a fortalecer la pasión con su pareja convirtiendo dicho paseo en otra luna de miel.

148.- VISITE AL QUIROPRÁCTICO

Otro de los efectos nocivos que sufre nuestro organismo cuando estamos estresados es el desplazamiento de vértebras. Las subluxaciones aprisionan determinados nervios lo cual afecta no sólo la biomecánica del cuerpo sino que generan dolores y una verdadera cadena de numerosos trastornos más. La Quiropráctica es una técnica efectiva para revertir estos desequilibrios fisiológicos al transformar la respuesta estrés en relajación y equilibrio.

149.- VISUALICE

Está científicamente demostrado que la visualización es un

método muy eficaz para contrarrestar el estrés y poder llevar a cabo cambios positivos en la vida. Consiste en representar / recrear imágenes inspiradoras en nuestra mente. Aunque sea breve, nos calma, nos relaja, nos aclara los pensamientos y nos distancia terapéuticamente de los problemas. Desarrolle su creatividad y visualícese en su lugar ideal (bosque, cascada, hogar perfecto, jardín, lago, mar, piscina, playa, rio, etc.).

Construya en su mente su paraíso y recórralo deteniéndose en la mayor cantidad de detalles posibles. Al verse usted a si mismo dentro de su propio "refugio espiritual" se estará vacunando contra el estrés.

Imaginar un futuro exitoso es de gran beneficio para la salud mental del presente. Ponga los pies en la tierra y la mente en el firmamento. Entre las tantas visualizaciones que existen, descubra la de su preferencia y practíquela cotidianamente.

RECOMENDAMOS LAS TÉCNICAS DEL RAJA-YOGA

- Envuelva (de forma imaginaria) el problema que lo atormenta y arrójelo al mar.

- Introduzca mentalmente sus pesares dentro de un globo, soplándolos dentro, ciérrelo herméticamente y láncelo al espacio infinito.

- Mire en la pantalla imaginaria de un cine, donde usted se encuentra como espectador, el problema de referencia y vaya deformándolo hasta que ya no sea nada parecido al original.

- Vaya achicando la imagen del problema hasta que éste desaparezca en su pantalla imaginaria.

- Vaya ampliando la imagen del problema hasta lograr que desaparezca de su pantalla imaginaria.

De lo que se trata es de que usted, por sí mismo, se deshaga mental y voluntariamente de la cruz que tanto le pesa / lo estresa. Sabiendo de antemano que mediante la electricidad cerebral su pensamiento es capaz de influenciar la fisiología corporal puede beneficiarse de este fenómeno visualizándose saludable si es que se encuentra enfermo. Visualice con mucha intensidad su proceso de sanación y se sorprenderá de los resultados que obtendrá con ello. Traiga a su mente la imagen de la persona feliz que usted desearía ser y le aseguro que habrá comenzado a serla. Tenga siempre en cuenta que la sabiduría asiática dice al respecto que: "Una imagen vale más que mil palabras".

EVOQUE MENTALMENTE LOS SENTIMIENTOS DE

- Alegría

- Amor

- Paz

- Plenitud

- Satisfacción

- Serenidad.

Por su carácter sanador, el amor es considerado la medicina más poderosa del mundo. Los pensamientos amorosos pueden ser más fuertes que las dudas y los miedos. Concéntrese en lo que ama y en quienes ama, comenzando por usted mismo. El efecto placebo explica el poder que tiene la actividad mental sobre nuestro cuerpo y esto funciona de modo similar en el caso de la visualización. Vale decir, la mente lo es todo. Una forma sencilla de visualización es la de "soñar despierto". Utilizando solamente su poder mental y su capacidad de imaginar su escenario predilecto usted puede escaparse, aunque sea por un corto lapso de tiempo, del estrés cotidiano. Si quiere gozar de una excelente salud mental debe imaginar todo el tiempo solamente acontecimientos positivos en su vida.

150.- VIVA ALTERNANDO EJERCICIOS CON RELAJACIÓN

Para minimizar los impactos del distrés lo ideal es combinar la relajación con los ejercicios físicos. Haga todo lo posible por moverse entre estos dos polos. Sugerimos hacerlo en días alternos. Uno de los más importantes secretos de la buena salud es saber balancear armónicamente su actividad física con un reparador descanso.

151.- VIVA HOY

Muchas personas viven obsesionadas con el pasado y/o con el futuro; dos realidades sobre las que no podemos influir directamente. Es absolutamente imposible vivir en más de un tiempo real, es decir, sólo podemos estar siempre en tiempo presente. La obsesión por el pasado o el futuro puede privarnos de la felicidad de vivir felizmente hoy. De modo que debemos hacer las paces lo más pronto posible con esas dos etapas de la vida para no arruinar el presente.

La antes mencionada novelista estadounidense Pearl S. Buck escribió: "Muchas personas pierden las pequeñas alegrías, esperando la gran felicidad". Por lo tanto, no viva sólo esperando porque en la espera se le irá la vida, tome acción hoy. Recuerde que la oración dice: "Danos hoy el pan de cada día" no por casualidad sino porque es el único que realmente podemos comer. El pasado ya pasó y el futuro es incierto. Un proverbio árabe reza: "Lo pasado ha huido, lo que esperas está ausente, pero el presente es tuyo". Un proverbio ruso plantea: "Añorar el pasado es como correr tras el viento". El historiador y escritor escocés Thomas Carlyle (1795-1881) dijo: "Lo principal para nosotros es no ver lo que se halla vagamente a lo lejos, sino lo que está claramente a mano". Por su parte el gran médico y filósofo canadiense William Osler (1849-1919) en su famoso discurso en la no menos famosa Universidad de Yale en 1913 expuso: "Cerrad el pasado. Dejad que el pasado entierre a sus muertos. Cerrad los ayeres que han apresurado la marcha de los necios hacia un triste fin... Llevar hoy la carga de mañana unida a la de ayer hace vacilar al más vigoroso... El día de la salvación del hombre es aquí, ahora... El mejor modo de prepararse para el mañana es concentrarse, con inteligencia y entusiasmo en hacer soberbiamente hoy el trabajo de hoy. Es éste el único modo en que uno puede prepararse para el futuro".

El gran poeta romano de la antigüedad, Horacio (65-8 a.n.e) escribió: "Feliz es sólo el hombre bien templado, que de hoy se hace dueño indiscutido, que al mañana increparle puede osado: extrema tu rigor, que hoy he vivido".

El dramaturgo indio Kalidasa apunta en su poema Salutación al Alba: "... el ayer es sólo un sueño y el mañana sólo una visión, pero el hoy bien vivido hace de todo ayer un sueño de felicidad y de cada mañana una visión de esperanza".

Tanto metafórica como literalmente hablando, la única manera de poder cosechar mañana es, sembrando hoy. El filósofo español Miguel de Unamuno (1864-1936) escribió: "Lo más urgente es lo de ahora y lo de aquí. En el momento que pasa y en el reducido lugar que ocupamos está nuestra eternidad y nuestro espíritu".

Una de las razones por las que los niños están generalmente alegres y sufren de menos estrés que los adultos es porque ellos siempre están viviendo en tiempo presente. El humorista norteamericano James Thurber (1894-1961) recomendaba: "No mires hacia atrás con ira ni hacia delante con miedo, sino a tu alrededor con atención". Uno debe asimilar lo que deja por detrás, construir lo que tiene por delante y proyectar el porvenir. Sólo cerrando las puertas detrás de uno, es que se pueden abrir las ventanas al futuro. Logre dominar los problemas actuales para evitar que ellos lo dominen a usted mañana. Un proverbio chino recomienda: "Disfruta hoy. Es más tarde de lo que crees".

152.- VIVA PAUSADAMENTE

Para disfrutar de una buena calidad de vida es necesario disminuir el ritmo que muchas veces nos imponemos a tenor de lo agitado que el mundo contemporáneo es. De tal suerte, oblíguese a disminuir su prisa, sobre todo cuando esté conduciendo su automóvil u otro vehículo. Tenga en cuenta que su atropellado estilo de vida le envía a su cuerpo una constante señal de emergencia y que éste responde generando las hormonas del estrés. Este comportamiento suyo puede que llegue a estresar a otras personas y en particular a su familia. Vivir permanentemente apurado equivale a estar todo el tiempo librando una batalla contra molinos de viento. Cuando se percate de que va "a mil por hora" debe hacer un alto en el camino y traer mentalmente a colación la portada de este libro. Sencillamente no puede andar todo el tiempo sin frenos por la vida porque puede perderla. El antes citado pensador chino Lao-tsé dijo: "El hombre corriente, cuando emprende una cosa, la echa a perder por tener prisa en terminarla". Según uno de los cuatro padres de la iglesia latina, Gregorio Magno (540-604): "No es corriendo como se escala una montaña, sino a pasos lentos". Perdemos el tiempo cuando hacemos las cosas apurados. Como plantea el refrán: "Vísteme despacio que tengo prisa". Y los japoneses dicen: "Llegarás, el día que pares de correr".

SI QUIERE LLEGAR A VIEJO, SIGA ESTOS CONSEJOS

- Desplácese con más lentitud

- Hable más despacio

- Tome la vida con calma

- Viva sosegadamente.

153.- VIVA SIN TEMERLE AL ESTRÉS

Los problemas cobran vida en nosotros sólo si los aceptamos mentalmente. La paz mental depende de nuestros propios pensamientos. Si usted lograra disciplinar su mente no padecerá nunca de estrés. Temerle al estrés puede ser paralizante porque es el miedo precisamente una de sus causas. Temiéndole al estrés usted no logrará solucionarlo. Permítaseme parafrasear aquí lo que dijo el gran presidente norteamericano Franklin Delano Roosevelt (1882-1945) en un famoso discurso suyo: "A lo único que se le debe temer es al temor mismo".

Logrando dominar el temor que le produce el estrés ya habrá dado el primer paso para dejar de estar estresado. La conocida escritora norteamericana Marilyn Ferguson (1938-2008) señaló: "El temor es la cuestión. ¿De qué tenemos miedo y por qué? Nuestros miedos son una casa llena de tesoros de autoconocimiento, si los exploramos".

Si se obsesiona con el tema del estrés lo que conseguirá es sobredimensionar el problema. Como ya sabemos, el estrés es simplemente una respuesta de adaptación de su organismo, una alerta que le da el cuerpo respecto a que algo anda mal, luego de lo que se trata es de reconsiderar su estilo de vida para solucionar este problema.

154.- VIVA SIMULTANEANDO SOLUCIONES

No resulta contraproducente en modo alguno poner en práctica, al mismo tiempo, todas o varias de las técnicas que aquí sugerimos para contrarrestar el estrés. Más bien todo lo contrario, vale decir, mientras más técnicas se utilicen más se cataliza el proceso de poder revertir los nocivos efectos y la sobrecarga que produce el estar estresado.

155.- VIVA RIENDO

No de manera casual hemos dejado para el final esta súper importante técnica para contrarrestar el estrés. Debido a la gran relevancia que tiene le recomendamos leer nuestros libros: "Efectos de la Risa en la Salud" y "Sonrisa y Salud".

EPÍLOGO

Si bien es cierto que es un gran privilegio vivir en el siglo XXI con sus consabidos adelantos científicos y técnicos, debemos pagar por ello el alto precio de tener que lidiar de manera continua con numerosos estímulos externos que nos producen inevitablemente estrés, un fenómeno que matiza de manera particular nuestros días. Pero, existe la limitación de que los seres humanos no estamos en condiciones de vivir todo el tiempo bajo este tipo de presión.

En vuestras manos está el aplicar o no los consejos y técnicas antes descriptas para neutralizar el distrés. Si lo hace no sólo habrá actuado sabiamente sino que tendrá alegría y paz interior; cuando esto sucede, las problemáticas externas se solucionen o no tendrán menos importancia y menos impacto en y para usted; de tal suerte será más feliz porque estará saludable, con vigor y no padecerá los síntomas del estrés. Lo invito a que se proponga al menos indagaren la Filosofía Oriental el concepto de "Nirvana" y en la Filosofía Griega Antigua el concepto de "Ataraxia"; ambos apuntan a la liberación espiritual del sufrimiento, al equilibrio mental, a la calma, la serenidad, la imperturbabilidad delas emociones, al autodominio, la fortaleza del alma ante las adversidades, a la tranquilidad y a la paz interior. Una de las escuelas filosóficas griegas fue la Estoica (siglo IV a.n.e.) y una de sus más importantes máximas plantea: "El sabio en la hoguera y en la cruz se sentirá siempre feliz, él dirá: que feliz soy, soy feliz porque nada me afecta". Y en pleno siglo XX el fundador del Instituto Canadiense del Estrés, Hans H. B. Selye dijo: "Lo importante no es lo que nos ocurre, sino cómo nos lo tomamos". Y es que la felicidad de nuestras vidas depende de manera directa de la calidad de nuestros pensamientos.

Como nadie puede tomar decisiones por usted, de su esfuerzo y su disciplina depende sí quiere cambiar para bien su estilo de vida estresada y darle a ésta una mayor plenitud; nosotros le recomendamos que vale la pena intentarlo aunque ello requiera dedicación, interés y tiempo. Uno de los hombres más inteligentes de todos los tiempos, Albert Einstein (1879-1955) recomendó: "Si buscas resultados distintos, no hagas siempre lo mismo". Dicho con nuestras palabras: si quiere cambiar su manera de vivir estresada, cambie su modo de enfrentar el estrés. Póngale a partir de hoy un fin rotundo a las pérdidas de todo tipo y en particular a las que el estrés ha traído a su vida. No se resigne a vivir estresado porque, como decía Balzac: "La resignación es un suicidio cotidiano". Quizás no podamos transformar la humanidad pero si podemos cambiarnos a nosotros mismos; en tal sentido, tenga en cuenta las siguientes palabras del gran pesador chino Lao-tsé: "... El que se domina a sí mismo es poderoso". Con personas equilibradas tendremos todos un mundo mejor. Haga que su pensamiento trabaje para usted y no en su contra. Lo más importante que debemos tener en cuenta es que: según percibimos los estímulos éstos pueden devenir en estrés positivo (eustrés) o en estrés negativo (distrés). Haga un alto en el camino, dígale al destino: no más mal humor, no más desarmonía; quiero vivir en paz con una mejor calidad de vida sin estrés y se perfectamente que si quiero... puedo hacerlo.

Nuestros graves problemas estomacales no se producen solamente por lo que comemos sino por el estrés que nos está comiendo a nosotros. El asesino número uno en el mundo contemporáneo es el infarto del miocardio y éste es provocado en gran medida por la vida tan estresada que llevamos. Cuando el estrés se mantiene por un largo período de tiempo se comporta como el llamado efecto escalera, es decir: aumenta cada vez más, se va acumulando hasta que el día menos previsto sus secuelas afloran devastadoramente. Así las cosas, no debemos permitir que ello ocurra; es nuestro deber para con nosotros mismos abogar por una solución expedita al susodicho gran problema.

Si estamos estresados debemos prestar mucha atención al desenvolvimiento de nuestro organismo porque el paso de un estrés moderado a un estrés intenso es casi imperceptible. Estamos hablando, sin exagerar, de algo muy serio ya que esta condición puede llevarnos hasta perder la vida. Dios puede perdonar nuestros pecados pero nuestro sistema nervioso no lo hace.

Debemos estar conscientes de que no podemos vivir dentro de una urna de cristal, luego de una u otra forma si estamos vivos siempre tendremos que interactuar con el estrés; entonces, depende de nuestra actitud el permitir que nos afecte. De lo que se trata es de saber cómo enfrentarlo, cómo neutralizarlo y cómo recuperarnos a tiempo. Ciertamente, de manera potencial, todos estamos aptos para poderlo hacer. Se sobrevive si logramos adaptarnos a las circunstancias, si somos capaces de auto-transformarnos, si sabemos entender y soportar los cambios. Por su bienestar, descruce ahora mismo los brazos y ponga manos a la obra; incorpore a la típica respuesta biológica de luchar o huir las siguientes opciones: enfóquese en la parte positiva de los problemas, haga ejercicios sistemáticamente, ignore o minimice la repercusión que los contratiempos tengan en usted, redefina a través de un prisma positivo su lectura de las adversidades, relájese frecuentemente, respire correctamente, diviértase todo lo que pueda y visualícese como una persona exitosa, saludable y sin estrés.

Las conclusiones de este libro se pueden expresar citando el "Decálogo de la Serenidad" de Angelo Giuseppe Roncalli, unos sabios consejos de Mahatma Ghandi y unas geniales palabras de Facundo Cabral.

EL DECÁLOGO DICE:

1. Sólo por hoy trataré de vivir exclusivamente el día, sin querer resolver el problema de mi vida todo de una vez.

2. Sólo por hoy tendré el máximo de cuidado de mi aspecto: cortés en mis maneras, no criticaré a nadie, sino a mí mismo.

3. Sólo por hoy seré feliz en la certeza de que he sido creado para la felicidad, no sólo en el otro mundo, sino en éste también.

4. Sólo por hoy me adaptaré a las circunstancias, sin pretender que las circunstancias se adapten todas a mis deseos.

5. Sólo por hoy dedicaré diez minutos de mi tiempo a una buena lectura, recordando que, como el alimento es necesario para la vida del cuerpo, así la buena lectura es necesaria para la vida del alma.

6. Sólo por hoy haré una buena acción y no se lo diré a nadie.

7. Sólo por hoy haré por lo menos una cosa que no deseo hacer; y si me sintiera ofendido en mis sentimientos, procuraré que nadie se entere.

8. Sólo por hoy me haré un programa detallado. Quizás no lo cumpliré cabalmente, pero lo redactaré. Y me guardaré de dos calamidades: la prisa y la indecisión.

9. Sólo por hoy creeré firmemente –aunque las circunstancias demuestren lo contrario– que la buena providencia de Dios se ocupa de mí como si nadie más existiera en el mundo.

10. Sólo por hoy no tendré temores. De manera particular, no tendré miedo de gozar de lo que es bello y de creer en la bondad.

GHANDY EXPRESÓ:

"Sé firme en tus actitudes y perseverante en tu ideal. Pero sé paciente, no pretendiendo que todo te llegue de inmediato. Haz tiempo para todo, y todo lo que es tuyo, vendrá a tus manos en el momento oportuno. Aprende a esperar el momento exacto para recibir los beneficios que reclamas. Espera con paciencia a que maduren los frutos para poder apreciar debidamente su dulzura. No seas esclavo del pasado y los recuerdos tristes. No revuelvas una herida que está cicatrizada. No rememores dolores y sufrimientos antiguos. ¡Lo que pasó, pasó! De ahora en adelante procura construir una vida nueva, dirigida hacia lo alto y camina hacia delante, sin mirar hacia atrás. Haz como el sol que nace cada día, sin acordarse de la noche que pasó. Sólo contempla la meta y no veas que tan difícil es alcanzarla. No te detengas en lo malo que has hecho; camina en lo bueno que puedes hacer. No te culpes por lo que hiciste, más bien decídete a cambiar. No trates que otros cambien; sé tú el responsable de tu propia vida y trata de cambiar tú. Deja que el amor te toque y no te defiendas de él. Vive cada día, aprovecha el pasado para bien y deja que el futuro llegue a su tiempo. No sufras por lo que viene, recuerda que cada día tiene su propio afán. Busca a alguien con quien compartir tus luchas hacia la libertad; una persona que te entienda, te apoye y te acompañe en ella. Si tu felicidad y tu vida dependen de otra persona, despréndete de ella y ámala, sin pedirle nada a cambio. Aprende a mirarte con amor y respeto, piensa en ti como en algo precioso. Desparrama en todas partes la alegría que hay dentro de ti. Que tu alegría sea contagiosa y viva para expulsar la tristeza de todos los que te rodean. La alegría es un rayo de luz que debe permanecer siempre encendido, iluminando todos nuestros actos y sirviendo de guía a todos los que se acercan a nosotros. Si en tu interior hay luz y dejas abiertas las ventanas de tu alma, por medio de la alegría, todos los que pasan por la calle en tinieblas, serán iluminados por tu luz. Trabajo es sinónimo de nobleza. No desprecies el trabajo que te toca realizar en la vida. El trabajo ennoblece a aquellos que lo realizan con entusiasmo y amor. No existen trabajos humildes. Sólo se distinguen por ser bien o mal realizados. Da valor a tu trabajo, cumpliéndolo con amor y cariño y así te valorarás a ti mismo. Dios nos ha creado para realizar un sueño. Vivamos por él, intentemos alcanzarlo. Pongamos la vida en ello y si nos damos cuenta que no podemos, quizás entonces necesitemos hacer un alto en el camino y experimentar un cambio radical en nuestras vidas. Así, con otro aspecto, con otras posibilidades y con la gracia de Dios, lo haremos. No te des por vencido, piensa que si Dios te ha dado la vida, es porque sabe que tú puedes con ella. El éxito en la vida no se mide por lo que has logrado, sino por los obstáculos que has tenido que enfrentar en el camino. Tú y sólo tú escoges la manera en que vas a afectar el corazón de otros y esas decisiones son de lo que se trata la vida. Que este día sea el mejor de tu vida".

FACUNDO CABRAL DIJO:

"Para ti, que siempre vives la vida a un ritmo vertiginoso, quiero recordarte que lo más importante que tienes en la vida, eres tú y todos los que te rodean, y recuerda que urgente, es una palabra con la que vivimos día a día, en nuestra agitada vida, y a la cual, le hemos perdido ya todo significado de premura y prioridad. Urgente, es la manera más pobre de vivir en este mundo, porque ¿sabes?, el día que nos vamos, dejamos pendiente las cosas, que verdaderamente fueron urgentes.

Urgente, es que hagas un alto en tu agitada vida, y te preguntes ¿Qué significado tiene todo esto que hago? Urgente, es que seas amigo, más humano, más hermano. Urgente, es que sepas valorar el tiempo que pide un niño, una niña. Urgente, es que cada mañana, cuando veas salir el sol, te impregnes de su calor, y le des gracias al Señor, por tan maravilloso regalo. Urgente, es que mires a tu familia, a tus hijos, a tu esposa, y a todos los que te rodean, y valores ese tan maravilloso tesoro. Urgente, es que le digas a las persona que quieres hoy, no mañana, ¡cuánto los quieres! Urgente, es que te sepas hijo de Dios, y te des cuenta que él te ama, y que quiere verte sonreír feliz y lleno de vida. Urgente, es que no se te vaya la vida en un soplo y que cuando mires atrás, seas ya un anciano que no puede echar tiempo atrás, que todo lo hizo urgente... que fue un gran empresario, un gran artista, un gran profesional, que llenó su agenda de urgencias, citas, proyectos, pero dentro de todo, lo más importante, se le olvidó vivir".

Por último, terminemos con la recomendación del conocido teólogo y filósofo brasilero Leonardo Boff:

"Si queremos que la Tierra reencuentre su equilibrio debemos comenzar por nosotros mismos: hacer todo sin estrés, con más serenidad, con más amor –que es una energía esencialmente armonizadora–. Para eso hemos de tener el valor de enfrentarnos a la cultura dominante, que nos obliga a ser cada vez más competitivos y eficientes. Necesitamos respirar juntos con la Tierra para conspirar con ella para la Paz".

Si después de haber aplicado durante un tiempo prudencial las soluciones que se recomiendan en este libro todavía usted no puede contrarrestar el estrés, entonces debe buscar ayuda; una opción a su alcance está en: www.EstresConyugal.com

OTROS TEMAS QUE ABORDA EL AUTOR

- EL ARTE DE SABER PERDONAR.
- EL ENFRENTAMIENTO DE LAS PREOCUPACIONES.
- CONTRARRESTANDO EL INSOMNIO.
- TÉCNICAS DE SUPERACIÓN PERSONAL.
- MANTENER O RECUPERAR LA PASION EN LA PAREJA.
- LOS SECRETOS DE LA ARMONÍA CONYUGAL.
- EL ARTE DE LA CONQUISTA.
- TRATAMIENTO DE LOS CELOS.
- RECONQUISTA DE LA PAREJA.
- ELIMINACIÓN DE LA EYACULACIÓN PRECOZ.
- LAS COMPLEJIDADES DEL MATRIMONIO.
- IMPORTANCIA DE LA HIPNOSIS CLÍNICA PARA LA SALUD.

Acerca de estos temas usted puede recibir asesoría y conferencias magistrales. Envíe su solicitud a:

adiosestres@yahoo.com

20 Miracle Mile, Ste. 7192 Coral Gables, Florida 33134. U.S.

Made in the USA
Monee, IL
11 November 2026

68342114R00184